最個人化

彩虹飲食法

如何設計符合個人的生理與心理之食物、營養保健品與飲食習慣

THE RAINBOW DIET

身體有彩虹七大系統，缺一不可，
只要少了其中一種顏色的營養，
就會帶來身心毛病。
本書將帶領你發現你缺少的顏色與如何補足。

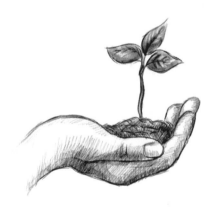

國際矚目生活型態醫學專家
蒂亞娜・米妮克博士 Dr. Deanna Minich ———— 著
郭珍琪 ———— 譯

晨星出版

致彩虹與所有的彩虹戰士們

當地球備受蹂躪，動物瀕臨死亡之際，一個來自各種
色彩、信仰和種類的新族群將降臨地球，透過他們的
行動和事蹟，地球將再次綠化，他們是彩虹戰士。

——北美印地安霍皮族預言

目錄

致讀者

本書包含與健康相關的建議和資訊，但不是診斷、治療或開立處方。這些資訊可作為補充，而非取代你的醫生或其他健康保健專家的建議。如果你發現身體出現症狀、覺得不舒服，或懷疑罹患某種疾病，我建議你在著手進行任何保健程序或治療之前，先諮詢醫生的建議。

我們盡可能在本書出版之際確保書中資訊準確無誤，不過，由於食品和膳食補充品的研究日新月異，因此，最新的發展勢必隨著時間的推移一一顯露；所以，配合個人身體狀況，諮詢專家和參考最新關於食品、維生素、礦物質和補充品的文獻，包括劑量、服用天數與時間、副作用、治療或預防的疾病等是讀者個人的責任。

請注意，本書不是針對所有症狀集結全部食物和補充品的綜合指南，這其中只包括一些特定的補充品。若有任何醫療狀況或症狀，請務必諮詢合格的醫師或適合的保健專業人員。作者或出版商無法對你的健康、你如何應用本書的訊息，或者在應用本書建議後所產生的醫療結果負責。

此外，基於個人隱私，書中提及的人名和細節皆已修改。

序

我們的確遠遠大於我們吃下的食物，但我們吃下的食物卻成就我們更上一層樓。

——阿德勒‧戴維斯（*Adelle Davis*）

當我在前青春期時（9～12 歲），我的母親正在經歷一段關於食物和信仰的內在啟發。她對於飲食和信仰非常覺知，當時的我目睹了她的轉變；老實說我一點都不興奮。對一個從小就愛吃糖的孩子而言，我的生活徹底改變，因為我不能再吃不健康的加工食品，也不能像我的同儕一樣吃糖果。九歲時，我已經學會如何閱讀食品標籤，並且帶有益健康的食物到學校當午餐。當時的我並沒有意識到這一點對健康與飲食心態的轉變有極大的價值。

青少年時期，食物總是讓我心煩意亂。我悄悄成為一個糖瘾者，吃大量的餅乾、糖果、蛋糕，以及任何我可以從家裡偷走的東西。我吃個不停，因為情緒種種原因，因為排解壓力。我的皮膚長滿青春痘，我的荷爾蒙失調，我有嚴重的經前症候群和子宮內膜異位症。除此之外，我還喜怒無常，然而與其正視這些情緒，我寧願尋求食物的慰藉。

在學校裡，我一直對人體非常著迷，人類生物學是我最喜歡的科目，我花許多時間在圖書館閱讀解剖學和生理學教科書。十八歲時，我已經訂閱頂尖的醫學期刊《美國醫學協會雜誌》。我一心一意要成為一名醫生，而且對營養學一點都不感興趣，之後我上大學，選擇醫學預科作為主修，重點放在生物學。

求學的過程中，我的腸道、皮膚和生殖器官不斷出現問題。除了在科學課堂上研究身體之外，我開始在其他領域尋求我的健康問題的解答。我報名瑜珈課，因為我聽到別人分享瑜珈對他們的助益，而這打破了以往我對身體的思維與活動身體的想像，我甚至還記得那份悸動，當時我很投入，因此決定深入探索。

我開始選修一些平時不是我的「菜」的學科──哲學、宗教和文學，然後愈來愈著迷於這些非醫療的科目，甚至讓它們填滿課表。

暑假期間我在不同的診所擔當醫生的臨時助手，包括眼科醫生、內科醫生和兩位不同的心臟病專家，其中一個暑假我在一家醫院做義工。然而，隨著每一年暑假過去，我對上醫學院的意願卻愈來愈薄弱。我不喜歡看到患者穿梭在診所之間卻對他們的症狀無解，他們被告知解決症狀只有藥物和手術一途，我真的無法完全投入。醫學對我而言好像是孤注一擲的職業，但我並未將之視為我的「全部」。我開始留意到不光是藥丸，而是食物和生活形態讓個人的健康產生極大的差異。我也開始留意到，當我不吃甜食，並且開始吃更多蔬菜和全食物後，我的個人健康也起了變化。

最後，在我大三那一年，當我要考美國醫學院入學考試（MCAT）時，我的內心有一個聲音：「這不是我要走的路。」於是我做了一件之前從未想過的事：報名營養科學研究所。我覺得我想走預防醫學，而不是終生埋首在治療疾病，或許我的母親一直以來都是對的！

在三年攻讀碩士期間，我選擇研究營養科學，之後又攻讀四年完成博士學位。在個人專業的領域中，我專攻營養學，同時間，在我個人生活上，我廣泛學習其他形式的療癒智慧──阿育吠陀、中醫、藥草醫學、功能醫學和一些在研究所學不到的更多「替代」形式的營養學。

不久我發現，古老的治療傳統和現代科學全都息息相關。亞洲許多傳統的醫療秘方，現在都已透過研究得到科學的驗證。

當時我對體內古老的「樞軸點」特別感興趣，因為其中有大量的功能

在運行。這些點與我們在生理學中知道的內分泌系統：腎上腺、卵巢（女性）和睪丸（男性）、胰腺、心臟和胸腺，以及甲狀腺、腦下垂體和松果體是一致的。我對激素和內分泌系統的投入擴及到將這些腺體更大的生理功能與古老傳統如阿育吠陀和瑜珈所象徵的意義整合。之後更吸引我的是這七大內分泌腺體與色彩的關聯，一種在古老療癒傳統中早已確立的連結。我在研究所學到的鮮艷色彩類胡蘿蔔素和植物營養素的研究告訴我，營養科學中有一個重要的「色彩關係」，而現在我從長久以來認定的內分泌器官系統中觀察到這些關聯。

我開始意識到顏色、營養和生活問題密不可分，當我在十五年前開始執業時，我漸漸清楚地看到這些相關性。

身為一位科學家和追根究底的求知者，我匯集有助於個人全面健康的彩虹飲食。許多年來，我一直應用彩虹飲食作為協助人們的一種方法，而且成效驚人。**與大多數傳統硬性的「規定飲食」不同，彩虹飲食是關於尋找適合個人獨特的生理和心理的食物、營養補充品和飲食習慣。**作為臨床和研究型營養師，我從不相信「萬用」飲食法，因為基於我對個別生化和遺傳變異的瞭解，這似乎不切實際。

彩虹飲食是一個非常簡單有組織的結構，集結你的身體、心理、飲食和生活，這點非常重要，因為許多營養範例或飲食是不完整的，它們的重點在於你吃下的食物，而不是你的生活形態和一切環環相扣的效應，然而彩虹飲食則是考量生活各個層面，根據你的需求提供即時的導航地圖。我會運用彩虹的顏色來指引你：

- 紅色代表根，象徵身體的問題。
- 橙色代表創造力、好玩、情緒的一面。
- 黃色代表智慧的光芒。
- 綠色代表內心的遼闊。

- 湛藍色代表個人的真知和表達力。
- 靛青色代表更深層次的知識和直覺。
- 白色代表精神或與更偉大高我連結的能力。

在這本書中,你將學到的不僅是彩虹飲食的方法,還要學習如何過一個適合你的彩虹生活。在第一章,我會告訴你如何透過遵循這個途徑改變你的人生,並且分享那些實踐彩虹飲食的人與他們的成果。你會有機會做全彩光譜測驗,看看你是否過著彩虹般的生活,當你得知你的分數後,我建議你閱讀接下來的每一個章節,這樣你才會瞭解每種顏色對你的意義。你會看到每種顏色在你生活上呈現的樣子,以及它是否平衡。我會告訴你如何平衡你的生活,並且建議有助於你的食物和營養補充品。之後我會協助你透過簡單的七天計畫將這些整合融入你的生活,讓你從此步上正軌。

準備好踏上你的彩虹之路了嗎?讓我們一起出發吧!

如何運用這本書

　　我建議你先閱讀前面兩章瞭解彩虹飲食整體的概念，接下來做全彩光譜測驗，好讓你更瞭解自己與如何從彩虹飲食獲得最大的效益，然後根據你的得分再去閱讀與你最相關的章節。同時我建議將這本書作為你的個人專屬健康問題參考以及食物和營養補充品的指南。

01

什麼是彩虹飲食？

生命是一場探索美的旅程，但是當發現內在之美後，
這場探索即到終點，而另一段美麗的旅程就此展開。

——哈希·瓦利亞（*Harshit Walia*）

　　我們內在都有一道彩虹，彩虹飲食可以協助你確保所有的色彩都保持明亮，並且相互平衡閃閃發光。在你做全彩光譜測驗找出專屬於你的個人彩虹前，讓我先說明每一種顏色和它們的象徵。每種顏色都有其整體的意義，並且與你的身體、營養和生活議題有特定的關係。

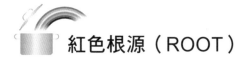 紅色根源（ROOT）

　　紅色代表身體和你與外界的分際，同時也與個人的安全感和自我認同有關。我稱之為根源，因為它是你有形肉體存在的基石或「根本」。

　　根源賦予你有形的身體，其中包括以下的器官和系統：

> 腎上腺
>
> 血液
>
> 骨骼
>
> DNA
>
> 腳部

免疫系統

關節

大腿

肌肉

直腸

皮膚

尾椎

它控制特定的生理運作：

酶的作用

排泄不需要的物質（例如糞便）

非戰即逃的反應

基因組表達

蛋白質生產

並與強化人體結構和防禦系統的食物及營養補充品有關：

膳食蛋白質

增強免疫的食物，如醫療用蘑菇

有助於排除廢物的非水溶性纖維

強化骨骼的富含礦物質的食物

富含維生素 C 的紅色食物

根莖類蔬菜

根源也與人生重大的議題有關，其中包括：

族群

安全感

生存

健康的紅色根源

　　那些對自己身體感到自在的人知道他們有足夠的能力可以在這個世上生存，他們能夠接受或提供家庭或族群支持，他們是值得信賴的人，同時也信任他人。他們接受自己，尤其是外在形體和世俗中的身份與存在感。他們待人處世自有分寸，並且相信他們有生存的權利。

不健康的紅色根源

　　那些對身體感到不安的人不太能完成前述的事情，以下是一些跡象表示你的紅色根源可能需要一些協助。

你是否覺得與原生家庭不和？

　　根源失衡的人經常身陷物質世界的困境，特別是正在尋求安身之處、努力謀生或背負家庭傳統、責任。這些人往往覺得在某種程度上很難與家人形成有意義的連結以及凝聚團結與向心力。

你是否需要消耗體內能量才能感到安全？

　　當你不斷備戰面對壓力時，最終可能會耗損保護你免於受到如微生物、病毒、過多發炎化合物和毒素侵略的腎上腺和免疫系統儲備量，而當體內防禦力（免疫）下降後可能會造成身體疲勞、經常感冒或得流感、發炎或產生自體免疫疾病的症狀。

你是否為每日的生存掙扎不已？

　　根源失衡的人可能會覺得生活難熬且不值得努力，他們缺乏動力，看起來懶散，可能沉浸在很深的情緒黑洞裡。他們可能表現得漫不經心、輕浮或心不在焉，因為他們好像沒有真正「安住」在他們的身體裡。由於完全沒有活在當下，所以無法為生活全力以赴和實現夢想。

失去自我的賴瑞

賴瑞與他人幾乎沒有分界，他很容易受到別人的行為和情緒影響，當他看到有人哭泣，他的眼淚就開始在眼裡打轉；如果有人生氣，他也會感到心中有一把怒火。因此，他常常被身邊的人搞得很混亂。此外身為計程車司機的他，經常要接觸各式各樣的人，一整天下來回到家往往已在「當機」的狀態，身體總是處於疲憊崩潰的邊緣。

他經常感冒，閒暇時間大多選擇獨處，這樣他才不會覺得生活太複雜；但這使他少了社群的支持，徒增問題的嚴重性。賴瑞三餐不定，每當想起要吃飯時，他發現自己總是一再重複吃同樣的東西。他認為他可能對一些東西過敏，因為每次吃完特定的食物，他的關節就會疼痛。

顯然，賴瑞的紅色根源已經失衡，他對自己沒有深切的自我認同，而且內在核心也沒有真正的界線讓他感到安全和有保障，同時別人的情緒和他所選擇的食物也使他的能量一點一滴的流失。

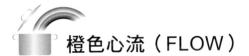

橙色心流（FLOW）

橙色代表你的情緒和創造力，因為情緒就是如此「川流不息」。
我們體內的心流為液體和流動的部分，其中包括：

膀胱

臀部

腎臟

大腸

生殖系統

骶骨

心流掌管以下的生理運作：

細胞生長

脂肪儲存

再生

水分平衡

心流與增強體內流動的食物和營養補充品有關，其中包括：

膳食脂肪和油脂

發酵的食物

魚類和海鮮類

堅果和種子類

橙色食物

熱帶地區的食物

水

心流主宰以下的人生議題：

創造力

情緒

關係

健康的橙色心流

那些對自己的情緒感到自在的人，可以揮灑自己的創造潛能，自由表達情感，他們「隨遇而安」，實現他們夢想中的生活。他們擁有健康的人際關係，對自己的獨特之處引以為傲，他們樂在參與各種愉快的活動。

不健康的橙色心流

以下是一些跡象表示你的橙色心流可能需要協助：

你是否覺得無法表達你的情緒和創造力？

心流明顯失衡的跡象為感覺「卡住」或停滯，生活無法付諸行動，當你的心流阻塞時，你無法創造或表達情感，很容易產生情緒化的進食，由於你感覺不到你的感覺，於是你透過食物和不停地吃來壓抑情緒。你的身體不是太浮腫就是太乾瘦，這表示體內液體的調節出現障礙。

你是否對你的人際關係感到不滿意？

你是否處於不平等的關係中？或某種程度上不確定或不穩定的關係？你是否讓自己承受情緒上的虐待？承諾一段關係或投入一個創意專案對你而言是一種永無止境的掙扎？對於「心流」不順的人來說，堅持到底往往很困難，通常他們擅長出主意或展開一段新關係，一開始創意無限或浪漫多情，但總是三分鐘熱度，不久即宣告失敗。他們屈服於「我終究不是一個有創意的人」或「我最好還是一個人」的想法，這使得他們只能一再重複這種退縮的模式，在生活各方面永遠都無法圓滿。

你的性功能是否出現障礙？

如果你有生殖器官的醫療問題（例如子宮、卵巢或睪丸），那麼這可能代表你的心流有問題。心流失衡也可能出現無意義的性接觸、禁慾或恐懼與性有關的行為，這些都是因為過去的經驗或傳承自家庭的模式。

只有火花，沒有實效的夏莎

夏莎總是愛穿明亮鮮豔的衣服，她對於工作地點零售商店內發生的戲劇性場面總是樂此不疲，閒暇時則愛看娛樂頻道，追蹤好萊塢的最新動態。她的朋友認為她是一個有創意、情緒波動很大的人。表面上，夏莎看起來非常友善，能和每個人閒話家常，她有好幾段關係，但都無法全心全意。因此，儘管夏莎與他人的關係一開始濃情蜜意，最終卻還是選擇分

手，因為她無法給出承諾。最後，夏莎出現復發性卵巢囊腫的問題，她的飲食都是加工食品，這些全是撫慰她的情緒出口。

夏莎的橙色心流極為混亂，她非常情緒化，但苦於找不到方法表達自己好讓她在關係上可以平衡。她那陰晴不定的情緒導致她渴望食物並出現情緒化飲食。

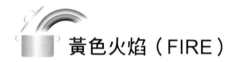

黃色火焰（FIRE）

黃色代表內在思維的明亮光輝，以及供給你繁忙生活所需的動能。它被稱為火焰，因為涉及如何運用能量去推動我們的生活，不管是在想法或飲食方面。

體內與火焰有關的部分涉及能量和轉化，其中包括：

膽囊

肝臟

胰臟

小腸

胃

它與以下的生理運作有關：

吸收來自食物的營養素

血糖平衡

消化

將食物轉化為能量

火焰與促進轉化和能量平衡的食物及營養補充品有關，其中包括：

膳食碳水化合物

健康的甜味劑

豆莢類

　　水溶性纖維（包括水分多的水果、洋車前子和亞麻仁粗粉）

　　全穀物（對麩質不耐受或過敏的人，最好選擇無麩質穀物）

　　黃色食物

火焰主宰以下的人生議題：

　　平衡

　　能量

　　力量

健康的黃色火焰

　　那些內在之火旺盛的人可以在工作和生活上取得平衡，他們善用個人的力量，並且將外在的思想與內在的信念和觀點轉化，他們的想法合乎邏輯，擅長將個人的生活經驗轉化為能量。

不健康的黃色火焰

　　以下是一些跡象表示你的黃色火焰可能需要重新點燃或療癒：

你是否對生活上的責任感到沈重？

　　無論情況大小，是否都在耗費你的內在儲備量？你的生活是否不再甜蜜，總是為重擔所苦？一直覺得疲憊不堪，總是吃個不停？當你的內在之火「耗盡」時，你的整個人會漸漸枯竭，無法再以滋養的方式與外在世界互動。結果通常是精神緊繃或疲勞，飲食變得不正常，由於在日常生活上得不到滿足，於是放縱口腹之欲。當失去火焰的能量時，生活像是一件單調的苦差事。

你是否超重，特別是在腹部？

你是否有消化道的問題？例如消化不良、胃酸逆流或腹脹？當你整個身體和消化道有過多未處理的燃料，結果可能造成過多的腹部脂肪、過多的酸性物質、過多的氣體或過多未消化的食物累積。

你是否缺乏自信或是過於自負？

你是否會貶低或誇大自己的成就？是否是一個完美主義者或執著於小細節？你是否過於鞭策自己，試圖一切「靠自己」，認為自己可以獨當一面？火焰是行動派，但有時野心和動機會進入高速檔，成為一種自動駕駛或超速的狀態。很顯然，這些情況都不健康且不平衡，最終可能造成筋疲力竭和「永遠不夠」症候群，也就是再也沒有目標、事物或成就能讓你滿意了。

近乎筋疲力盡的湯姆

湯姆的態度積極進取，他在二十五歲時就成為自己創業公司的總裁，並且在四十二歲時成為白手起家的百萬富翁。他天生喜歡在激烈和充滿競爭的環境中打滾，由於帶有一鼓霸氣，經常使他人傷痕累累，並且在背後打擊他。他的員工有時會支持或安慰他，但大多數時間都認為他很霸道與自以為是。

湯姆的生活步調快速，經常在會議或旅行空檔時吃飯——如果他還記得吃飯的話。他的消化系統日漸惡化，並且在飯後出現胃食道逆流的情況，但這些症狀無法阻止他馬不停蹄的活動，他依舊鞭策自己要做得更多、更好。最近，他發現自己在週末會睡過頭，感覺很疲倦爬不起來。不過，他仍然很拼命以維持事業的利潤。這些年來，湯姆的體重一直在增加，最近他的醫生告訴他，他的膽固醇過高，而且有糖尿病的傾向。

從外表看來，你會說湯姆的火焰燃燒旺盛，他能掌握自己的能力讓經

濟穩定，還擁有自己的公司，感覺是一個成功的男人。但實際上骨子裡的他並不是一個領導者。相反，他透過自我膨脹和自負來管理公司，以掩飾對自己的不自信與不安；他利用影響力和競爭作為手段以得到他想要的東西；他讓自己忙個不停，以逃避檢視自己生活上真正的問題，他的頭腦忙於過度分析和邏輯思考（稱為「分析癱瘓症，analysis paralysis」），這反而會壓抑他的內在直覺。

湯姆的身體經由過量的胃酸和疲勞，頻頻暗示他已經超過負荷、需要慢下來了，但湯姆忽略這些警訊，否認問題的存在。這代表著他認為，他才是那個最終「發號施令」的人。我建議湯姆應該要移除舊有的模式，這樣他才能充滿自信地朝著促進他人和自己之最大利益的方向邁進。

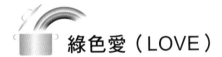 綠色愛（LOVE）

綠色代表愛的療癒特質，它被稱為愛，象徵我們對自己和對他人的慈悲心與熱誠。

愛在你的體內滋養擴張、開放與給予的系統，其中包括：

腋窩

手臂

血管

乳房

手

心

肺

淋巴

系統

肩膀

手腕

愛連結以下的生理運作：

呼吸

血液循環系統

氧合作用

愛與富含促進循環和增加氧合的食物與營養補充品有關，例如：

葉類蔬菜（例如綠色生菜沙拉）

食用蔬菜苗

植物營養素和植物性食物

豆芽

蔬菜類

愛主宰以下的人生議題：

慈悲心

包容與開放的胸襟

療癒

健康的綠色愛

那些愛自己的人擅長表達愛、付出和心存感恩。他們所做的一切都是以愛為基礎，他們愛自己和他人，在給予和接受的程度上是相等的。

不健康的綠色愛

以下是一些跡象表示你的綠色愛可能需要一些滋養：

你是否對他人過於付出或過於索取？

你是否覺得難以對他人說「不」？以及當你說不出「不」時，是否心

存怨恨？過度照顧他人是否讓你感到疲憊和痛苦？健康的給予和接受是保持平衡的愛所不可缺少的重要元素。現代社會經常助長過分給予，但長久下來這可能讓你心力交瘁。發自內心的給予同時包含施與受，如此最終你會更懂得如何對他人付出。

你是否有心臟或呼吸方面的問題？

你是否有健康飲食或照顧自己方面的困難？胸悶和心臟區域能量流動不足可能導致心臟和循環系統出問題，心臟病是多數工業化社會中的頭號殺手。是什麼造成心臟這種束縛和痛苦？壓力、缺乏熱情，或者缺乏愛都可能助長心臟病的發展。

你的心是否承受重大的情感創傷？

你是否曾經感情受創以至於無法付出和接受愛？是否有尚未癒合的傷口？是否無法寬恕他人？一顆受傷的心可能會有生命充滿悲傷和痛苦的信念，因此緊閉心扉，結果生活麻木毫無感覺。那些愛不平衡的人可能流不出眼淚，或者很難與他人在情感上產生共鳴。

心早已死的梅蘭妮

梅蘭妮六歲時，父親因胰腺癌去世。父親的驟逝留給梅蘭妮複雜難解的情緒。她的母親同樣哀痛不已，以致於無法給梅蘭妮當時需要的安慰和關切。梅蘭妮的母親忽視她的傷痛，與一位會施虐的男性發展新關係。梅蘭妮被母親的新情人嚇壞了，於是常獨自躲在自己的小臥室。隨後幾年，梅蘭妮變得更孤獨，只要一有機會她就待在外面不回家，總是設法讓自己忙碌分心，不是在學校待到很晚，就是去圖書館沈浸在虛幻的小說世界。

成年後，梅蘭妮發現自己無法打從心底愛人，即使是關係親密的對象也是。她的心已經封閉和停滯。在她四十多歲時，她開始有呼吸困難的問

題，並且最終發展成氣喘。梅蘭妮早已忘了感覺是什麼，自從父親去世後，她這一生中就只剩下孤獨與隔閡。

　　梅蘭妮顯然是愛不平衡，她的一生是痛苦和悲傷的交集，這種創傷仍然在她的內心深處且從未表達出來。這些困住的感情強烈地影響她給予和接受愛的能力。

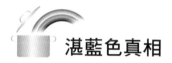

湛藍色真相

　　湛藍色代表真心話和講實話。我將之簡稱為真相，但它也代表忠於自己，以及用言語表達個人的真理。

　　真相與身體的言語表達系統有關，其中包括：

　　　　臉頰

　　　　下巴

　　　　耳朵

　　　　嘴巴

　　　　脖子

　　　　鼻子

　　　　喉嚨

　　　　甲狀腺

　　它與以下的生理運作有關：

　　　　咀嚼

　　　　聽覺

　　　　新陳代謝

　　　　嗅覺

　　　　說話

真相與滋潤和打開表達管道的食物和營養補充品有關，其中包括：

水果

果汁

醬汁

海洋植物

濃湯和燉湯

茶類

真相主宰以下的人生議題：

誠信

選擇

發言權

健康的湛藍色真相

那些擁有健康真相的人可以誠實地呈現自己，透過聲音為自己發聲，並且為人坦蕩表裡一致，他們在做選擇和決定時充滿自信。

不健康的湛藍色真相

以下是一些跡象表示你的湛藍色真相可能需要多表達自己：

你在溝通時是否感到壓抑或過於開放？

你的聲音是表達自己和創意的管道，你是否有話說太多的傾向，試圖填補沉默或迴避與溝通相關的重要問題？或者你很沉默，因為你無法與你的創造力連結？你如何運用你的聲音有力地表達你的真相？當你的真相失衡時，它可能會關閉，從而造成窒息的感覺；或者變得太過開放，以致於完全管不住嘴，常常口不擇言、說話帶刺或說出言不及義的廢話。

如果你與你的創造力源泉失去連結，那你的真相會枯竭，而且你的聲

音會變得刺耳。

你是否逃避自己真實的一面？

那些真相失衡的人可能會迴避他們個人的價值和內在的真實，並且否認他們真正的自我。因為他們可能擔心展現真實的自我會帶來批評、批判或排斥。當你愈接受真實的「藍色」自我，你就會感到愈自由，同時也更不會被他人的意見和觀點所左右。

你的決定是否與內心的真相一致？

我們為自己的選擇發聲。然而，若你是從一個匆促、思考不夠深入或鑽牛角尖的處境下做決定，這一定不符合你的真相。此外，在為自己做出最好的決定時，你可能會有所保留，因為你不想做錯，或感覺好像在過程中傷害他人。當你知道內心深處的那份真相後，讓它們成為你的路標，成為你下決定、做選擇的標準。

嘰嘰喳喳的比爾

比爾的經理要求他帶領一門學生眾多的電腦培訓課程，當聽到這個消息後，比爾覺得有一種不安的感覺卡在他的喉嚨，因為他覺得在眾人面前說話很不自在，他不想搞砸，但他同樣不想拒絕這個取悅老闆的機會。

生活中無論事情大小，比爾總是猶豫不決。他無法找到自己「內在的聲音」，往往向外尋求認同以協助他做決定。每隔一段時間，比爾會想起那些讓他後悔不已的決定，並且難以放下它們繼續往前，他的優柔寡斷一直讓他覺得很困擾。

比爾還有公開演講的障礙，他指出他會在無意間語無倫次。很小的時候，他的母親曾帶他接受語言治療，當時比爾對自己無法進行有效溝通感到羞愧。比爾說話的速度很快，有時候會在別人面前喃喃自語，只是為了

填補交談時的空隙。此外，即使不餓他也會用吃來填滿時間。沉默的氣氛會讓他不自在，不論是與別人相處或獨處時都一樣。如果他一個人在家，他會打開電視或收音機沈浸其中。他吃東西很快，從不留意吃些什麼，而且有一個揮之不去的記憶——四歲時差一點因為窒息而死亡。

比爾的真相有很大的問題，最明顯的徵兆即是溝通能力，他說話不是很流暢，語速過快和喃喃自語使他的真相超負荷。有一部分的他不願意去感受，所以他透過不斷地說去壓抑、掩蓋。在更深的層面，那些可能是他最不想聽的事情。

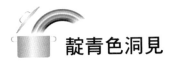

靛青色洞見

靛青色代表我們每個人都有的內在智慧和直覺，這個深紫藍色的色調被稱為洞見，或者我們內在的洞察力。

洞見與身體連結思維、記憶、想像力和直覺的系統有關，包括：

　　大腦

　　眉毛

　　眼睛

　　額頭

　　神經元

　　神經傳導物質

　　腦下垂體

它與以下的生理運作有關：

　　情緒平衡

　　睡眠

　　思考過程

洞見與那些影響思緒、心情和大腦的食物有關，包括：

藍紫色的食物

咖啡因

可可

脂肪和油脂香料

洞見主宰以下的人生議題：

判斷、辨別力

深思熟慮

想像與再現的能力（visualize）

健康的靛青色洞見

與自己直覺同步的人會追隨自己的夢想，他們的思維涵蓋更廣泛的經驗背景，能夠從假象中找出智慧與真實。他們瞭解聆聽直覺的價值，並且有平衡的情緒。

不健康的靛青色洞見

以下是一些跡象顯示你的靛青色洞見需要一些關注：

你的夢境是否比你清醒時的生活更真實？

你的睡眠模式是否不穩定？例如睡眠時間少於五個小時或超過九個小時？你的夢境是否很逼真，有時甚至讓你不安和分不清是真是假？洞見失衡本身會反映在睡眠和夢境的變化。那些有無法擺脫生動夢境，或發現自己對其他實境比對自己的實際生活更感興趣的人，他們的洞見或許過於活躍。透過營養補充品、夢境日誌和冥想有助於他們更融入自己的直覺。

你是屬於過度分析的人？

在做決定或反應之前，你是否經常不斷反覆思考，似乎已經到了鑽牛角尖的地步？你是否懷疑自己？是否有強迫症，試圖控制自己的想法和周遭的一切？當想法已經凌駕在你之上時，這表示你的洞見需要一些清理和整頓，讓智慧取代盡是找碴的小聰明。

你是否容易陷入憂鬱的情境或感覺與現實脫離？

你是否很難活在當下？活在想像或幻想的生活中是否讓你更自在？那些有洞見困擾的人傾向於透過沉迷於食物或飲料，特別是巧克力、咖啡或酒精來「擺脫這一切」。他們會使用或曾經使用過毒品，「成癮」代表這與洞見有關。

在另一個世界起伏的蒂娜

蒂娜晚上常被噩夢驚醒而困擾不已，在早晨，由於睡眠不足，她的思緒無法集中以及行動笨拙。她的朋友形容她是「複雜」的人，而她的哥哥說她「喜怒無常」，就像是一名千面女郎，因為她的性情一直在變。

雖然她無法花太多時間畫畫，但她覺得當她透過藝術表達自己時感覺最好，反之，當她沒有畫畫時，她覺得自己好像是另一個人。她的想像力占上風，造成她的內心所幻想的生活與實際的日常生活產生衝突。因此，她的人際關係和現實情況非常混亂，她常常覺得生活讓她不知所措，並且形容這種情況為「感官超負荷」，有時燈光、噪音和色彩塞滿她的心靈，使得她無法確實發揮所能。

蒂娜的洞見處於高速檔，這帶給她生動的夢境、超凡的想像力和無法控制的心理活動，外來與內在的大量訊息使得她無法妥善處理而「當機」。像蒂娜這種洞察複雜的人，似乎總是情緒多變，因為他們要不斷回應來自四面八方的各種刺激。

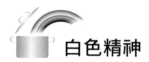 白色精神

白色連結我們的高我，這也是為何我用精神這個詞來稱這個系統。這個高我包含我們的使命、意義、信仰和淨化。

精神與有形身體的連結很微妙，其細微的連線包括：

電磁場

能量經絡

神經系統

松果體

它掌管以下的生理作用：

生理時鐘

淨化和排毒

對光的敏感度和感受度

由於精神與高我的關聯大於有形的身體，因此與限制食物有關。以下我們著重在排除食物與淨化：

禁食

有助於神經系統功能的食物

有助於排毒的食物

光子（光在食物和營養素中的作用）

無毒素食物

與精神有關的生命議題為：

連結

人生的意義

人生的使命

健康的白色精神

　　對自己靈性一體的高我感到自在的人，相信有比自己更偉大的高層力量。他們會祈禱或冥想尋求指引，並且交出自己的生命臣服於靈魂的召喚。他們整合自己的身心靈，並且致力於一個更偉大的人生使命。

不健康的白色精神

　　以下是一些跡象顯示你的白色精神需要清晰與淨化：

你是否一心只想著你的精神層面？

　　你的生活是否過於謹守虔誠的宗教或精神信條，以至於忽略身體的需求與感受到難以生存的地步？你是否忘記要照顧你的身體（例如忘記吃飯、拒絕運動等）？精神失衡可能造成本末倒置，對整體無益的局面。由於你沒有將身體視為一座聖殿或神聖的媒介，於是忽略了它是你生存在這個星球上必要的一部分。

你是否缺乏與比自己更偉大力量的那份緊密連結？

　　你是否對人生的目的感到深深的絕望？還是覺得「老天讓你失望」？你是否有孤立的感覺？精神失衡可能導致人生沒有目標，因為身體和精神完全沒有連結。

你是否不斷質疑你的精神層面？

　　另一方面，你是否只看到自己有形身體的一面？否認精神面或許是一種精神停滯的反應，你可能會迴避靈性成長的道路，因為這也許會改變你的生活，而你害怕自己無法接受這種改變。

對召喚置之不理的基斯

基斯在一個非常嚴格的宗教家庭中長大，他的母親積極參與教會活動並要求基斯每週要和她一起參加教會服務。她也未經基斯的同意，自動幫他報名幾次與教會有關的活動。她也會將家裡大部分的錢捐給教會，即使他們並不富有。但這些彷彿都還不夠，她曾經認真地向基斯表示希望他成為一位牧師。

在十五歲時，基斯覺得母親的宗教狂熱讓他窒息。十八歲那年，他開始出現恐慌症，他脫離社會待在家中，甚至有一次連續好幾天不吃東西。

恐慌症持續發作，基斯決定求助精神科醫生，藥物似乎有發揮作用。基斯開始與一位同事形成緊密的連結，並且告訴他有關他的恐慌症和家庭背景。每天，他一點一滴地解開過去的傷口，而這讓他的生命終於有多餘的空間可以探索自己靈性的層面。

對於基斯來說，母親對靈性的態度反而阻礙他發展任何精神信仰。他封閉靈性，退縮在角落，而不是與更大的生命恩典連結，因此造成恐慌症發作。當他可以展開自我的靈魂追尋，並且踏上自己的靈性之旅時，療癒自然就會發生。

02

你的內在彩虹是什麼樣子

我看每個人都像一道彩虹。地球上每個人的內在都有
彩虹般所有的顏色。

——伊利斯亞‧菲斯特（Alexia Fast）

　　瞭解彩虹飲食最簡單的方法就是先讓你知道自己的色彩，以及你的健康狀況。我設計的全彩光譜測驗可以協助你發現自己需要加強的地方。給自己十五至二十分鐘的時間，根據你目前的狀況盡量如實地回答每一個問題，當然，你的反應可能因環境不同而改變。如果你正面臨壓力或在工作中，那你的答案可能和你在家放鬆或平靜時不同。試著在你最輕鬆自然的狀態下做這些測驗，因為這樣的結果才能顯示你的最佳健康狀況。然後，在一天中最緊繃的時候再做一次測驗，這樣才能顯示你的弱點之處。我認為當你從健康狀態去到另一端時，這時瞭解自己「色彩」的轉變是非常重要的。

　　如果你一定得在這兩種情況中擇一：工作或家庭，那麼你不妨將重點放在你可以提升的部分。在忙碌一天後做全彩光譜測驗或許是一個好方法，檢視你在受壓時的狀態。你可以在紙上記錄你的分數，然後使用附錄D的全彩光譜測驗追蹤表來觀察它們。

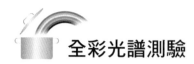 **全彩光譜測驗**

針對以下每一個問題回答「是」或「否」，當你完成後，計算每一個顏色中回答「否」的部分，測驗結束後，我會告訴你根據你的結果如何採取下一步。

紅色根源

這個部分的測驗將評估你的身體、食物和生活上的問題，因為它們與你在這個有形世界如何生活有關。它涉及安全感、生存、本能、群體、蛋白質和提供力量與保護的身體結構。

1. 你覺得自己是一個怡然自得的人嗎？
2. 你與他人之間的分寸是否拿捏得當？
3. 你的身體讓你有安全感嗎？
4. 你的家讓你有安全感嗎？
5. 你是一個不容易杞人憂天的人嗎？
6. 你擅於處理日常生活的壓力嗎？
7. 在壓力下你仍然可以得心應手嗎？
8. 日常生活對你而言是否如魚得水？
9. 你是否順著直覺行事？
10. 你信任他人嗎？
11. 你是否會花時間與群體共度美好有品質的時光？
12. 當你需要時，你是否會向你的社交群體尋求協助？
13. 你的社群網絡是否相互支持？
14. 你是否有可以信賴的家人或好友？
15. 你覺得你的原生和或養育家庭幸福美滿嗎？

16. 你是否透過規律的飲食好好照顧自己的身體？

17. 你的三餐是否都會攝取蛋白質？

18. 你是否會避開不適合你的食物？

19. 你是否會吃富含紅色天然的全食物，例如蘋果、櫻桃等？

20. 進食後，你的身體是否感覺更實在？

21. 你認為自己的體質強健嗎？

22. 你通常是那個「最不容易生病的人」嗎？

23. 你的體重是否保持在健康的範圍內？

24. 你的皮膚明亮嗎？

25. 你沒有骨骼或關節疼痛與發炎的問題？

橙色心流

這個部分與你在情緒世界如何生活有關。它涉及情感表達、創造力、玩樂、水、脂肪和油脂，以及具有創造性與流動性的身體結構。

1. 你能否輕易對別人表達你的情緒？

2. 你能否「隨遇而安」順勢而為？

3. 當你覺得事情「不太對勁」時，你是否會發聲？

4. 你是否能夠轉化自己的情緒而不會暴飲暴食？

5. 你經常感受到自己的感覺嗎？

6. 你認為自己有創意嗎？

7. 你是否常常將你的創意付諸行動？

8. 你是否能夠從看似無望的局勢中找到可能性？

9. 你的創造力是否與日俱增？

10. 你喜歡發揮創意嗎？

11. 你會找時間玩樂嗎？

12. 你認為自己好玩有趣嗎？

13. 你覺得你所做的一切充滿樂趣嗎？

14. 你對你的性生活感到自在嗎？

15. 你能否與另一個人建立健康、互相照應的夥伴關係？

16. 你每天會吃一些健康的脂肪和油脂嗎？

17. 你是否會吃橙色的天然全食物，例如胡蘿蔔、柳橙等？

18. 你是否吃含有健康油脂的食物，例如堅果類、種子類、鮭魚？

19. 你覺得你喝的水量足夠嗎？

20. 你一整天都會持續喝水嗎？

21. 你對你的性慾滿意嗎？

22. 你的排便是否規律正常（沒有腹瀉或便秘）？

23. 你覺得自己體內的水分充足嗎？

24. 你是否從事一些會讓你流汗的活動？

25. 你的激素平衡嗎？

黃色火焰

這個部分與你在思緒忙碌的世界如何生活有關。它涉及能量、思維模式、野心、工作和生活平衡、碳水化合物及消化。

1. 與你認識的大多數人相比，你的能量狀態是否很好？

2. 你的日常活動是否帶給你能量？

3. 與周遭的人相處是否帶給你能量？

4. 用餐後你是否覺得充滿活力？

5. 在完成一項工作或任務後，你是否有一種「快感」？

6. 你會盡力而為努力做到最好，但不執著一定要達到完美？

7. 你對你的目標堅持不懈，但仍然保持個人生活的平衡？

8. 你專注在你的目標，但如果節外生枝，你也會靈活以對？

9. 你接受自己多於批判自己？

10. 你在追求雄心壯志和享受人生這兩者是否取得平衡？

11. 你在工作與生活之間是否取得平衡？

12. 你會找時間讓自己暫時遠離工作放空一下？

13. 你會視實際情況接受合理範圍內的工作，不會過度承擔？

14. 處理忙碌的行程你不會感到煩躁？

15. 你不會勉強自己做不喜歡的事？

16. 你會避免過多的甜食或甜點？

17. 你會避免過量的澱粉類食物（如麵包、義大利麵、椒鹽捲餅）？

18. 你會避免一些快速提神、含咖啡因的飲料？

19. 你會避免因壓力而攝取甜食？

20. 你在家用餐的時間是否多於外食？

21. 你的消化系統還不錯？

22. 你的血糖值在健康的範圍？

23. 你的小腹平坦？

24. 用餐後你的胃感覺舒服嗎？

25. 你覺得你的能量狀態一整天都很平均？

綠色愛

這個部分與你生命中的愛有關。它涉及自愛、慈悲心、熱忱、綠色蔬菜、心血管和呼吸系統，以及透過身體活動的循環和氧合作用。

1. 你是否有悲天憫人的慈悲心？

2. 你是否致力於一個心之所向的目標？

3. 你很快可以原諒他人並且放下？

4. 你是一個慷慨的人，同時間也可以接受他人的付出？

5. 你能否服務他人，同時讓別人協助你？

6. 你經常從事活動筋骨的運動嗎？

7. 你認為你的身材結實勻稱嗎？

8. 你會找時間接觸大自然嗎？

9. 你經常深呼吸嗎？

10. 你經常做有氧運動（步行、騎單車或跑步）嗎？

11. 你會撥出時間特別留給自己嗎？

12. 當你需要援手時，你會讓他人協助你嗎？

13. 你是否會好好照顧自己就像你在照顧他人一樣？

14. 你是否會展現心中的熱情？

15. 你有時間做自己熱愛的事情嗎？

16. 你是否每天吃植物性食物？

17. 你是否每週至少吃三次綠色蔬菜（花椰菜、羽衣甘藍、包心菜等）？

18. 你是否每隔一天至少吃一次綠葉蔬菜沙拉？

19. 你對每日三餐是否心存感恩？

20. 你愛吃各種蔬菜嗎？

21. 你的手腳都很溫暖？

22. 你的呼吸是否順暢無礙？

23. 在運動時，你的呼吸是否依然順暢？

24. 你的血壓正常嗎？

25. 你的心率正常嗎？

湛藍色真相

　　這個部分與你生命中的真實表露有關。它涉及忠於自己、用言語表達自己、做出符合核心價值的選擇、滋潤喉嚨的食物、甲狀腺和聽覺。

1. 你知道自己所捍衛的立場嗎？

2. 當你的價值觀受到質疑時，你能否依然忠於自己？

3. 你可以自由自在做自己嗎？

4. 你會欣賞自己獨一無二的特質嗎？

5. 你是否讓你的生活儘量符合你所看重的一切？

6. 你能夠以清晰和嚴肅的方式真實表達自己的理念？

7. 你可以自在地用言語表達自己？

8. 與人交談對你而言很容易？

9. 你的表達能力和你的聆聽能力一樣好？

10. 對於讓你感覺強烈的議題，你是否會挺身而出表達意見？

11. 當別人在說話時，你是否會認真聆聽？

12. 當你有太多選擇時，你是否可以有效地做出決定？

13. 你能否做出對你重要的選擇？

14. 你通常知道自己在當下做的選擇就是最好的決定？

15. 你喜歡做決定嗎？

16. 你是否會細嚼慢嚥？

17. 你吃的食物是否足夠（不會太少也不會太多）？

18. 你的食慾是否正常健康？

19. 用餐時你是否心無旁騖地專心吃飯？

20. 你是否經常吃流質食物（例如湯類、醬汁、思慕昔等）？

21. 你是否有健康的味覺和嗅覺？

22. 就你知道的情況，你的甲狀腺健康嗎？

23. 你的喉嚨是否保持溼潤？

24. 你是否有健康的牙齒（例如沒有掉牙）？

25. 你的下巴是否放鬆不緊繃？

靛青色洞見

這個部分與你生命中的智慧有關。這些問題涉及才智、認知、直覺、想像力、睡眠和情緒。

1. 你認為自己很聰明或很容易理解一些概念？

2. 你是解決問題的高手嗎？

3. 你認為自己是一個深思熟慮的人嗎？

4. 你喜歡學習新事物嗎？

5. 你的學習速度很快嗎？

6. 你是直覺型的人嗎？

7. 對於尚未發生的事情，你是否會有一些預感？

8. 你有很強的洞察力嗎？

9. 你會聆聽自己內在的認知嗎？

10. 你會讓你的直覺引領你穿越人生的重大事件嗎？

11. 你是否一覺到天亮？

12. 你每晚固定睡足七至八個小時嗎？

13. 你是否有一個健康的睡眠模式？

14. 你不需要睡眠輔助品就可以輕鬆入睡？

15. 早晨醒來時你是否覺得神清氣爽？

16. 你會避免喝太多含咖啡因的飲料嗎？

17. 你會避免吃過多巧克力嗎？

18. 你與食物是否有健康的關係，而不是成癮無法自拔？

19. 你會避免喝過量的酒精飲品嗎？

20. 你不需要依靠外來的物質（如咖啡因、酒精）就能集中精神？

21. 你能夠在睡覺前淨空你的思緒嗎？

22. 你能夠專注於手邊的工作不易分心嗎？

23. 你的記憶力好嗎？

24. 你的情緒穩定嗎？

25. 你會做冥想或從事靜心之類的活動嗎？

白色精神

這個部分與你生命中的靈性有關。它涉及你的人生目的和意義、信仰、淨化、生命力和光。

1. 你的人生充滿意義嗎？

2. 你的生命與靈性方面有連結嗎？

3. 你是否關心全球性的重大議題（終止飢餓、世界和平等）？

4. 你是否覺得生命受到召喚要去做某些特定的事情？

5. 你是否覺得受到啟發要發揮所長改變世界？

6. 你認為自己是一個「有靈性」的人嗎？

7. 你是否相信人生中的一切發展在冥冥之中都有各自的安排？

8. 你是否會站在靈性至高點來做決定？

9. 因為擁有堅定的信仰，所以你覺得你可以克服萬難？

10. 你相信有比自己更偉大的力量嗎？

11. 你是否經常曬太陽？

12. 你覺得你的內心散發著光芒嗎？

13. 你是否在夜間睡覺，在白天保持清醒？

14. 你的居住空間是否充滿明亮的白光？

15. 你覺得人生「輕鬆美好」而不是「沈重黑暗」？

16. 你經常透過食物和斷食來淨化身體？

17. 你會花時間靜心祈禱或冥想嗎？

18. 你會吃新鮮的食物而不是油炸的食物？

19. 你會避免使用塑膠容器（裝食物或飲料）？

20. 你會避免使用有毒的護理用品（美妝保養品、除臭劑等）？

21. 你會盡可能減少暴露於大量電磁場或電氣的範圍？

22. 你的神經系統健康嗎？（例如沒有疼痛或麻木等）

23. 你的復原力很好，生病時很快就康復？

24. 人們常說你看起來比實際年齡年輕？

25. 你是否覺得自己的生命力或體質比大多數人強？

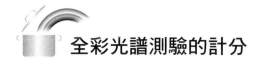

全彩光譜測驗的計分

你可以透過三個簡單的步驟計算你的分數：

1. 寫下每種顏色回答「否」的數量：

   • 紅色根源：

   • 橙色心流：

   • 黃色火焰：

   • 綠色愛：

   • 湛藍色真相：

   • 靛青色洞見：

   • 白色精神：

2. 評估你對每種顏色回答「否」的數量：

   • 任何顏色，如果你回答「否」的數量少於 10，那麼你的這個顏色可能是處於平衡的狀態。

   • 任何顏色，如果你回答「否」的數量介於 11 ～ 15，那麼你的這個顏色可能是處於中度失衡的狀態。

   • 任何顏色，如果你回答「否」的數量大於 15，那麼你的這個顏色可能是處於嚴重失衡的狀態。

   • 如果根據上述的計分，你的顏色都處於平衡的狀態，那麼你可

以著重在回答「否」數量最多的顏色上，做為接下來你要提升的部分。

3. 你可以閱讀本書全部的內容以瞭解整體的概念，然後再回到你得分最高的顏色章節，或者直接跳到最不平衡的系統章節。

你的得分可以協助你識別你的核心優勢和失衡的顏色，在接下來的彩虹飲食章節，你會對每種顏色有進一步的瞭解。

03

滋養內在彩虹的飲食

食物是我們的共同點，一種普遍的經驗。

——詹姆士・比爾德（James Beard）

今日，人體皆面臨一大堆的現代化攻擊：營養不良、熱量過高的飲食、很少或幾乎沒有運動、暴露於環境毒素、吸菸、飲酒、負面想法，以及重大的情緒混亂，這也難怪我們每天在人生戰場上打拼時，都顯露疲態、沒有生氣，並且瀕臨崩潰。我們的身體可能會透過增加額外的體重以應對這些傷害來保護自己，在重大健康問題尚未出現之前，我們往往求助立即、速戰速決的解決方法來緩解一些症狀。

身體在猛烈壓力的摧殘下，我們深知必需採取適當的行動才能保持健康。雖然我們明知要多吃蔬菜和多做運動，但我們可能過於專注處理每天遇到的難題而忽略了內在的呼求。

我們想要充滿活力、健康、有靈感，富有無限的能量供給我們思考、行動和情緒所需，使我們能夠擁有最美好的生活。我的經驗和觀察指出，有許多方法可以讓我們享有這種自由，其中一個就是透過營養素。身為人類，我們需要外來的物質，如食物和水，好讓身體維持最佳的運作。當受壓時，我們可能需要特定的營養素，以提供細胞在充分利用能量和消除累積廢物時所需的原料。

這些物質讓身體可以應付日常瑣事，當身體覺得其在周遭環境可以應付自如時，它就能夠釋放更多的儲備量，把重點放在精神上的需求，其中

包括人生的目的以及宇宙萬物的連結。

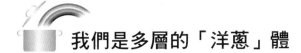 我們是多層的「洋蔥」體

　　人類包含多種層面，就好像洋蔥需透過層層剝離療癒才得以展開。當我們來到其中一層，例如情緒層，然後做出改變，不管多大或多小，其效應會波及我們各個面向，就像水滴落在池塘後所產生的漣漪，幾秒鐘之後，池塘佈滿同心圓的規律美，此外，池塘的成分也因這單一的小水滴永遠改變了。

　　有些人選擇食物和營養作為療癒的途徑，如果你特別注意飲食和營養，那麼可能你只需要食物就可以達到你要的結果。無論你選擇何種路徑，你的旅程將會以各種方式呈現。記住，本書的一個基本原則就是，**你與飲食的關係象徵著你如何處理生命中的一切。**你是否總是很匆忙，所以常吃方便速食？如果是，那麼也許你需要重新評估你的重心所在，或者重新思考如何安排你的時間。或者你是否單獨吃飯？尤其是在感情脆弱的時刻？如果是這樣，你需要放開的是什麼？你需要表達的是什麼？你需要誰的陪伴？

　　當然，你與食物的關係可以讓你深入瞭解你的生活是什麼樣子，有人說：「知其在內，如其在外」，換句話說，也就是我們的內在環境反映我們的外在環境。因此，**你的健康狀況與你意識到的周遭環境、你如何與世界互動，以及你的飲食習慣之影響密不可分。**

　　食物的選擇對身心靈的健康極為重要，特別是我們這一生吃下的食物數量絕對超過六萬磅（約 27 噸），甚至超過十萬磅（約 45 噸）！而且我們的確需要這麼多才能生存在這個星球上。

　　事實上，我們有許多機會選擇食物，以滿足我們複雜的自我層面，簡

單計算一下：一日三餐，一年三百六十五天，平均壽命為七十六歲，這意味著在我們這一生中有八萬四千個機會與食物進行有意義且療癒的互動，其中每一口都蘊含著潛力，每一次互動都可以促進我們的健康，維持我們目前的身體狀況，或者使現有的症狀惡化最終累積成疾。

在人生的大劇場上，食物成為舞台的中心，因為它可以滿足我們對生存的最原始需求、我們與地球的那份連結，以及我們彼此之間緊密的關係。我們透過吃及參與食物鏈的過程，讓自己與地球上所有的生物網緊緊相連，因此，我們與食物不斷地互動具有無窮的力量，可以定義我們是誰，這也難怪人們對於如何吃有強烈的見解。

儘管我們周遭充斥著各種形式的食物，從二十四小時的雜貨店到便利的速食再到隨處可見的自動販賣機，諷刺的是，我們內在對食物的需求往往被忽略。在繁忙的一天中，有多少人曾經想過或對他人表示，三餐「阻礙」了他們做更重要的事？有些人承認他們真的是「忘記」吃飯。我們怎能忽略攸關我們生存這麼重要的事情？這其中透露什麼訊息？當我們終於有時間吃飯時，我們發現自己無法停止，因為無意識的渴望。我們藉由過度活躍的社交和與他人的互動來獲得更大的滿足和歸屬感。然而隨著每次匆忙的囫圇吞棗，我們更加失去與食物、社群和自然的連結。

我們寧可盯著最簡便或最快速的修復方法，而不願進一步瞭解食物和身體成長及修復的需求，難怪這種「節食」法讓人深感挫折。我們應該將食物想像為舞動的能量分子，具有發揮我們最高自我的力量和潛能。我們應該做可以滋養生命思維、感受、信仰和行動的食物選擇。

當我們改變對食物的看法時，我們的生活就可以徹底革新！而這個奇蹟的美麗之處從你的下一口就可以開始。

幸運的是，飲食革命已經開始，例如「慢食」運動，鼓勵在餐廳慢慢享受一頓美味的饗宴，這與速食形成明顯的對比。來自當地有機種植的蔬果和自由放養的肉類愈來愈普遍，我們正逐漸回歸那種與食物非常簡單但

深刻的互動。

食物的價值不只是熱量

最近，我們更加認識到食物的力量對我們多種層面的影響：生理、情緒、心理和靈性。然而，數千年前的阿育吠陀醫學和中醫等古老傳統早已認定這種力量，這兩種傳統特別強調平衡飲食中不同食物能量的屬性。

以中醫為例，食物是根據它們對身體造成的溫、寒、燥或溼的效應來選擇。對於新手來說，依照直覺選擇具有某些屬性的食物比較容易，因為食物的原則與自然界存在的概念相同。一般來說，「變暖」的食物是那些「帶動」新陳代謝並且在體內產生熱量的食物，如辣咖哩雞，那些體質「溫性」或容易過熱的人應該減少這些食物的攝取量。另一方面，「寒性」食物味道偏淡，不適合煮熟，例如切片黃瓜或豆腐，而且與「溫性」食物相反的是，它們會抑制代謝，使代謝慢下來。

不幸的是，工業化的社會不會像這些其他文化那樣推廣食物來預防疾病。然而，隨著認知身體系統之間內在的連結與專注個人為一個整體的「功能醫學」或「綜合醫學」的出現，這種趨勢正在轉變。

解開食物的秘密訊息

新興科學揭開了當前營養知識的另一個面向，除了提供能量或熱量讓身體運作外，食物中的成分也可作為體內 DNA 溝通的信使，並且影響細胞製造蛋白質和其他化合物的類型。

讓我們再進一步深入到原子層面，我們現在知道帶電粒子的食物會與

體內的流體基質產生很大程度的電子交互作用，這表示食物攜帶的訊號不僅可以促進身體製造蛋白質以支持重大、有創造力、最佳的結構，同時也可能助長身體產生功能障礙的狀態，如發炎和疼痛。

營養學家在學校被教導，蛋白質和碳水化合物在體內產生的能量是相同的，每攝取一公克的蛋白質或碳水化合物可以產生四大卡的熱量。然而，現在我們知道，雖然這些基本營養素有相似的熱量值，但它們的「訊息信號」大不相同。即使攝取相同熱量的食物，也不代表對身體的影響力就一樣，因為它們在細胞內的代謝作用都不同。來自蔬菜的蛋白質如黃豆與來自動物的蛋白質如乳酪蛋白在體內會產生不同的反應，因為它們含有不同的胺基酸和其他成分如植物營養素。舉例來說，某些蛋白質比其他蛋白質更有助於降低血壓，其他蛋白質則可能對腦中的神經傳導物質有特定的作用。現在，最新的認知是，食物的品質以及它傳送給細胞的訊號才是一切的根本。

不幸的是，一般的飲食似乎缺乏完整的食物信號，尤其目前的飲食偏向「棕色、黃色和白色食物飲食」，也就是促使細胞能夠最佳化地運作之多樣植物化合物（植化素）供給量不足。現有的飲食少了富含美味與營養的植物化合物，也就無法向細胞發送高品質的訊號，讓我們蓬勃發展。每種化合物的顏色，不管是葡萄內的紫色花青素或蕃茄的紅色蕃茄紅素，它們在身體內都具有特定的功能。如果我們忽略彩虹光譜中的任何一種顏色，也就拒絕了這個顏色可能會帶給我們身心靈的所有潛力。在接下來的幾個章節你會發現，「彩虹飲食」是增強整體健康的關鍵。

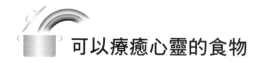

可以療癒心靈的食物

除了食物本身的品質外，我們還需要考慮如何食用。想想看地中海飲

食的所有健康益處，你認為歐洲這個地區的人口心血管併發症較少是因為他們吃富含植物成分的全食物，而具有保護心臟和抗衰老的作用嗎？很可能是，但未必全是如此。其中最常被忽視的一點是地中海人的進食習慣，這些人的用餐時間通常會持續數小時，並且與朋友及家人共享美食。在這些國家中，用餐時間是重要的社交活動，他們會調整工作時間以配合更長的午餐時間，好讓個人在返回工作之前能夠回家吃飯和放鬆，這一切不僅讓他們可以與自己的根源連結，同時讓他們的身體有充足的時間吸收必需的營養物質。想像一下，如果你有一或兩個小時的午餐時間，而不是只有短短的三十分鐘，那你的壓力是不是會減輕許多？而這又會如何影響你對食物的反應呢？

進食肯定早在我們吃下第一口食物之前就已經開始，並且持續發酵。當我們在市場選購食物時，或當我們在土壤中撒下種子時，這個過程就已經開始。在市場中，什麼顏色吸引你？什麼形狀、形式、觸感、包裝上的文字會打動你購買？當你在購物時，你的心境如何？是否因為來電不斷或掛念一天的雜務而感到心煩意亂？如果你自己種植食物，你是否意識到你使用的土壤品質？澆灌植物時的心態？以及播種的地方？

進食的過程繼續進行到準備的階段，這時你的嗅覺本能會聞到濃郁的香氣和強烈的氣味，最終使你的胃液開始流動，並且釋放特定的腸肽以獲得飽腹感。如果你與他人一起用餐，在社群環境下，這種體驗會倍增，因為這會促進你與他人的互動和連結擴大。用完餐後，透過消化、吸收和同化的過程，進食的體驗在生理層面上持續進行。如果你狼吞虎嚥心不在焉，你可能無法有效地將這些食物的訊息整合到你的身體和靈魂之中。用餐時若少了喜悅和安住當下的感覺，你可能會覺得不滿足而想要繼續吃。

因此，進食不只是填飽肚子，在吃飯時做其他事情如開車、看電視或看書，可能會導致我們錯失從飲食中獲得療癒的機會。

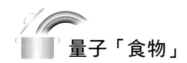

量子「食物」

　　現代物理學對於我們如何看待生命提出一個全新的看法：基本上，所有的生物體都是由無限動態反應靈敏的粒子組成，對特定的頻率會產生振動。據說，生命的基本結構原子是由 90％ 以上的空白空間所組成，這意味著有機體的有形物質大約只有 10％。任何生命形式的絕大多數都是振動的能量，這些活躍的粒子形成連接網絡，發送信號並建立模式、渦旋和級聯效應。當我們將自己視為移動中的分子時，這些相互作用的粒子所產生的頻率會被我們的想法、話語、呼吸的空氣，以及吃的食物所改變，這點是非常合理的。許多冥想、禱告、觀想和飲食的研究都支持我們的思想、言語和環境會影響情緒、心理和身體構造這個看法。

　　「食物具有不同的影響力」並不是全新的概念，阿育吠陀將促進淨化和活力的食物歸類為「sattvic」，這些食物不只對身體有益，而且不會留下有害的毒素。它們是「美味、溫和、穩定和顧胃」的食物，而不是可能會致病的「rajasic」，或「過於辛辣、酸、鹹、熱、粗糙、苦澀和燒焦」的食物。「sattvic」包括溫和、冷藏和新鮮的蔬果、未加工的牛奶、純淨奶油（稱為 ghee 印度酥油）和蜂蜜。肉類被視為「rajasic」，因為人們認為肉類含有動物被宰殺的恐懼和憤怒，而且會轉嫁給食用的人。

　　現代社會裡，過度烹調、燃燒、機械化處理和氧化加工受損的食物被認為是有毒的。有趣的是，最近的科學研究指出，過度烹調轉為褐色的食物會促使細胞老化和發炎，如薯片產品中的馬鈴薯切片在高溫油炸後形成的丙烯醯胺和酸敗脂肪就是有毒化合物的實例。

　　同樣的，吃剩菜看起來方便，但它們往往已不含任何生命能量。食物是活的、有生氣，且對外界的態度、思維、言行會產生反應，我們透過我們的想法提升食物的品質，有意圖地加強或削弱食物的療癒和轉化潛力。

如果你正在吃一盤青翠的綠葉沙拉，但滿腦子充滿有毒的想法，那麼我想你不太可能受惠於這一餐全部的好處，同樣的，全心全意吃速食漢堡也不是一個完善的作法。我發現將意念放在食物上，你在進餐時會與食物有更深的互動。如果你在吃飯時保持正面、良善的想法，你的生理和心理方面可能會有所轉變，因為食物的粒子將會以有益的方式被消化和吸收。

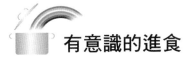 **有意識的進食**

我的座右銘：要獲得食物的好處就要活在當下。事實上，這一點可能比食物本身更加重要。儘管食物提供的營養素非常重要，但我們在進食過程的專注力也同等重要。

我們與食物有意識的關係從選擇的那一刻就已經開始，不管是在超市、農場市集或餐廳。這其中涉及對生產食物的每一個步驟心存感激，從而尊敬食物的神聖性。進食的行為是一體的，因為這個過程將我們與所有生命連結在一起，我們對為了我們放棄本身能量的植物或動物心存感恩，這讓我們進化成為有意識的存在體。當我們咀嚼食物時，我們必須知道我們正在參與轉化能量的過程。每一口蘊含整個食物的來龍去脈，從整體的生理分解到細胞利用的原始能量，以及種植、製造、採收、選擇和料理食物過程中所帶來更細微的精髓。如果我們完全活在當下與我們的食物互動和交流，那麼吃下的每一口就不只是卡里路那麼簡單了。

04

營養補充品

今日數百萬的美國人都在服用膳食營養補充品、練習瑜珈和將其他天然療法融入他們的生活。這些都是預防保健措施，使他們遠離醫生診所，降低心臟病和糖尿病等嚴重問題的治療成本。

——安德魯‧威爾醫師（Andrew Weil, MD）

　　食物和營養補充品可以相輔相成，但營養補充品並不是慢性、根深蒂固之疾病的快速解決方法，它們也不能代替健康的飲食，它們最佳的使用方式是與眾多治療法相互配合。消除症狀與治療疾病的方法有很多種，有些是有形的，例如食物、營養補充品和活動；有些則是情緒的，例如諮詢、治療、日誌和創意表達。透過利用多種資源，我們就具有更多能力可以更有效地處理當前的問題，並為自己的療癒方向做好準備。

　　在保健食品商店、超級市場和藥房隨處可見膠囊、乳霜、顆粒、果凍、液體、貼布、粉末、薄餅等各種形式的營養補充品。然而，它們的品質參差不齊，有些補充品的內容物令人懷疑，有些劑量不一致，不是太多就是太少，這些問題都不容忽視。此外還有一種風險，那就是補充品受到其他物質的污染，因此，確保你購買的天然補充品是來自信譽良好的來源，而且最好是經由醫療保健專業人員。

　　一旦購買營養補充品後，記住，它們只有在最佳的保存環境下才能發揮最大的效益，因此要妥善存放。有些補充品特別容易受到熱、光和空氣

的影響而分解，例如益生菌（腸道的健康細菌）通常要冷藏以保持細菌的活性；維生素 B 暴露在熱、光和氧氣的環境下會迅速降解，因此需要存放在陰涼處。通常標籤上會提供如何保存營養補充品的說明，如果沒有註明，請諮詢你的醫療保健專業人員或閱讀相關的文獻。在產品包裝上，你也可以找到過期日期，千萬不要使用已經過期的營養補充品，因為你可能無法獲得充分的效益。在某些情況下，它們可能會分解成對身體未必有益的其他化合物，例如，存放太久或已經降解的魚油可能會產生「腥味」，這表示它已經酸敗了。

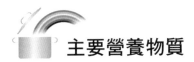

主要營養物質

「主要營養物質」一詞表示我們需要相對攝取較多的營養素，通常以公克計算，其中包括碳水化合物、脂肪和蛋白質這三種營養素。一般來說，在日常飲食中我們就可以攝取到足夠的份量，不過攝取到的營養素之比例往往不是很理想。有時候，你還需要補充特殊形式的主要營養素，如粉狀纖維補充品（不易消化的碳水化合物）以支持腸道的蠕動，或魚油膠囊以獲得正確比例的必需脂肪。這三大營養素是建構身體基本結構和維持基本運作能力所需的核心。

蛋白質

身體的基礎仰賴堅固紮實的蛋白質結構，蛋白質是大多數組織的主要營養素，可以分解成胺基酸結構，用於打造肌肉和抗體，以保護身體免受外來入侵者、激素和酶的侵害。基本上，若是少了蛋白質，你的身體會變成一團果凍。蛋白質讓你擁有可以立足在地球上的結構、安穩平衡的身體以及運動的能力。其中有大約二十種胺基酸被稱為必需胺基酸，只能從飲

食中攝取得來，非必需胺基酸則可透過身體自行製造。市面上有各種類型的蛋白質粉末補充品，其中以大豆、乳清、米、豌豆和大麻籽是最受歡迎的種類。

脂肪

　　脂肪是一種被低估和被忽視的主要營養素，不幸的是，食品工業在一九九〇年代引入大量「脫脂」產品，造成某種程度的「肥胖恐懼症」，結果人們對於攝取這些必需的營養素產生質疑。它有別於其他的主要營養素，因為它是能量最集中的來源（一公克脂肪產生的卡路里高達九大卡，相對於碳水化合物和蛋白質產生的卡路里為四大卡），這可能是其名聲不佳的根源。脂肪在人體中無所不在，身體每個細胞的細胞膜都是由脂肪組成的，而大多數的大腦組織也是脂肪。

　　在脂肪營養族群中有兩大類型：飽和脂肪（通常是動物脂肪，但也有熱帶類油脂如椰子油和棕櫚油）與不飽和脂肪（通常是植物類油脂）。由於身體不能製造某些不飽和脂肪，如 omega-6 和 omega-3，因此它們被稱為「必需脂肪」，這意味著我們必須攝取它們，如果缺乏必需脂肪，我們的眼睛、皮膚、頭髮和指甲都會受到不良的影響。視力可能退化，皮膚變得粗糙，頭髮掉落，指甲脆弱。由於大腦含有大量的必需脂肪，因此對我們的行為也有很大的影響，例如無法集中精神和擁有好心情。這些脂肪的補充品類型包括魚油（富含 omega-3 脂肪，稱為二十碳五烯酸或 EPA 與二十二碳六烯酸或 DHA）、亞麻仁油、琉璃苣油和月見草油。

碳水化合物

　　大多數人攝取最多的營養素就是碳水化合物（占總熱量的 40 ～ 60%），主要作為身體能量（葡萄糖）的來源。碳水化合物是營養救星，就好像是迷你救生員，會快速地進入身體提供爆發的能量。

問題是你不可能一輩子單靠一感到體力不濟時就補充可以快速提供能量的碳水化合物活下來。相反地，你必須學習改變你的飲食習慣以適應長期、持續的變化。幸運的是，某些碳水化合物可以協助你做到這一點。碳水化合物分為兩大類：單一和複合。單一碳水化合物為單醣，包括蔗糖（白砂糖）、果糖和乳糖，這些可以提供快速爆發的能量，但很快就會消耗殆盡。複合碳水化合物是多醣，包含一些無法被消化和吸收的纖維和可以被分解的澱粉類。複合碳水化合物通常可以提供較為持續的能量，特別是搭配水溶性纖維，例如車前子殼。

微量營養素

　　微量營養素與主要營養素相比，它們的需求量相對較小。我們可能只需要 1/1000 克（稱為微克或 mcg）就可以滿足身體的需求。維生素和礦物質皆屬於這類營養素，它們可以擔任主要營養素的助手或作為許多過程的催化劑。例如，如果體內維生素 B_6 充足，它可以將色胺酸（必需胺基酸）轉化為神經傳導物質 —— 血清素（5- 烴色胺酸）。同樣，將小鏈必需脂肪轉化為大腦和眼睛所需的長鏈脂肪需要鋅的協助。雖然它們的需求量較少，但對身體的重要性絲毫不減。

　　在壓力、戰爭或貧困時期，維生素和礦物質不足是很容易想像與理解的事情。但諷刺的是，在如今工業化的世界中，人們仍然缺乏足夠的優質營養素，特別是微量營養素。美國食品和藥物管理局（FDA）為此特別針對性別和年齡量身定制了一套微量營養素預防措施，你可以上網站 ods.od.nih.gov 找到這些建議。不過請記住，這些建議並不包括那些有特殊需求的人，例如具有遺傳變異性、節制飲食或使用處方藥物，或那些有抽菸或酗酒習慣的人。

市面上許多商店都有銷售含有維生素和礦物質的補充品，它們包括單一、特效高劑量或綜合形式。重要的是要知道高劑量的單一維生素或礦物質可能會抵消另一種維生素或礦物質的含量，並且可能造成不平衡或相對不足。同樣地，一些微量營養素結合起來可以發揮更大的效益，維生素 B 群會在碳水化合物等主要營養素提取能量的過程中一起發揮作用。

維生素和礦物質

在整體機能中，我們需要少量維生素的協助，例如協助身體消化和代謝主要營養素。維生素家族分為兩大類：脂溶性和水溶性。在大多數情況下，為了使身體獲得最理想的脂溶性維生素，我們需要搭配脂肪一起使用。這些維生素通常可以長時間保留在體內的脂肪組織。脂溶性維生素包括維生素 A、D、E 和 K。

另一方面，水溶性維生素容易吸收，卻也會透過諸如汗水和尿液等管道迅速離開身體。這些維生素包括維生素 B 群（硫胺素、核黃素、菸酸、泛酸、吡哆醇、葉酸，氰鈷胺素）和維生素 C。

礦物質與維生素類似，因為在體內只需要少量即可維持身體的 pH 值，即體內的酸鹼度，這需要嚴格地控制。礦物質也會調節骨骼和血液形成、中樞神經系統功能、肌肉收縮和釋放酶的功能。

礦物質也有所區分，其中一些身體需求量高的（幾百毫克，甚至略高於一克），如鈣、鎂、鉀和磷；其他需求量較低的，如鉻、銅、碘、錳、硒和鋅。維生素和礦物質都可以從食物中攝取，其中礦物質通常來自地殼內部，植物可以從土壤中吸收這些礦物質，再被人類或動物所食用。

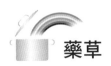 藥草

　　藥草自古以來一直用於治療許多疾病，科學研究指出，植物的內在運作可能比人類更複雜。有一種看法認為藥草具有治療屬性，由於它們是「天然的」，所以可以任意使用，然而情況並非如此。如前所述，它們是蘊含能量的物質，只要善加利用就可以帶來健康的益處，但如果濫用則可能產生反效果。使用藥草時一定要小心謹慎，如同使用一般藥物一樣。

　　藥草補充品有許多種形式：

- **煎煮包：**用植物的樹皮、漿果、根或種子製成茶包。
- **提取物：**藥草用機器壓榨以及浸泡在水或酒精中，然後將其浸泡液蒸發。
- **粉末：**藥草磨成粉，再製成膠囊或片劑狀。
- **酊劑：**藥草保存在液體中，通常為酒精，但也有不含酒精的形式，如甘油。

05

紅色的根源

我認為我們尋求的是一種活著的體驗，所以生活中生理層面的體驗會與內心深處的本體產生共鳴，這樣我們才能真正感受到活著的狂喜。

——約瑟夫·坎培爾（Joseph Campbell）

關鍵字

祖先、活在當下、血液、身體、地球、家庭、家鄉、根本、本能、天性、起源、物質、保護、紅色、安全、生存

為什麼有時候需要很長的時間才能改變身體、言行、行動和想法？你要感謝你的根源讓你的變化緩慢且穩定！根源是你在這個有形世界運作的基礎，代表穩定、確實和體力，是自我認同的基石，「安住當下」意味著時時刻刻存在於你的身體，從頭到腳。當你感覺到與身體的這份連結後，你對周圍環境的意識會提高，意外和無效率的事件就會減少，因此，你會覺得生活美滿，一切都在掌控之下。

根源系統為內在光譜的其他顏色提供大部分的結構，它好比「你的本我」、有形「房子」的地基。如果沒有一個堅實的基礎和建立信任、踏實與安全的層面，當遇到壓力時，你很容易就會崩潰。

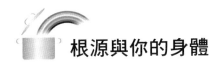

根源與你的身體

　　根源系統是身為人類自我的本能、原始的部分，其中包括你的關節、骨骼、肌肉、腿和腳。它也包括你的內部和外在防禦系統，也就是免疫系統與皮膚。皮膚與免疫系統就如一道有形的屏障將你與環境的影響，以及你的自我和非自我分開，這套防禦系統為你提供一個健康的界限。

　　腎上腺也涵蓋在根源之中，它們就像是內部的軍械庫，當你面臨威脅生命的情況時，提供你「非戰即逃」的能力。「無論代價為何立即做出決定」這種生存的本能深植在你的 DNA 層面。根源系統也代表紅血球細胞和白血球細胞、骨髓以及以雙鏈 DNA 形式在每個細胞內所攜帶的身份，你的 DNA 和免疫系統可以讓你驗明正身，知道你是誰。

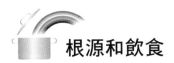

根源和飲食

　　由於根源主要著重於生存所需的基本要素，所以，你的食物議題包含在這個健康系統並不奇怪，以下是一些簡單的問題，你可以問問自己以確定你的根源是否平衡。

你有安全感嗎？

　　沒有空氣、食物和水，你就無法生存。金錢提供豐富的食物，你的「謀生」方式和你對錢的感受與你的根源系統有直接的關係。如果這個部分失衡，你可能會覺得生活缺少豐盛。那些捨不得在三餐花錢或在食物上斤斤計較的人，其根源系統可能需要療癒。

　　反過來也一樣，失衡的根源可能讓你鍾情吃到飽的自助餐，以及選購

「物超所值」的食物。例如,在社交場合,吉姆在合菜用餐結束後會刻意把每個盤子上的菜吃光,確保所有的食物都沒有浪費;茉莉安來自食物並不充足的大家庭,她承認除非她的餐盤裝滿食物,不然她會覺得沒有安全感。打造一個健康的根源系統涉及釋放對食物的供給與需求的深層恐懼,以及其對身體存在帶來的安全感,並且將重點放在培養內在的安全感。

你只在肚子餓時才吃東西?

在我看來,現代社會最大的問題就是我們不再依靠身體的本能,不再相信我們對該吃什麼的衝動,反而是去看關於「如何進食」的書籍來告訴我們自己需要什麼。我們會問餐廳的服務員菜單上最好的菜色是什麼,有時候我們甚至放棄自己的權利,讓別人幫我們做選擇或請別人做飯。

透過不做選擇或拒絕表明自己的需要來忽視身體的需求,這代表你的根源系統需要協助。自我造成的飢餓和厭食症是一個典型的例子,這表示根源系統需要深度的療癒。當你拒絕食物時,你的整個人就像是不存在一樣,而且形銷骨立、瘦骨嶙峋,食物變成敵人而不是滋養的物質。拒絕吃飯的人難以接受他們有「生存的權利」──這是根源的主要基石。當你與身體失去連結時,你無法區分情緒和生理上的飢餓,這又是另一種根源的問題。生理飢餓來自於生存的根源,源自於你的內心深處,與源自心流的情緒飢餓形成鮮明的對比,下一章你會閱讀到這部分的詳細說明。生理饑餓是一個非常明顯的信號,它會逐漸形成,並且對各種食物來者不拒。通常,你很難確實聽到生理的信號,因為你不是沒有留意就是誤將情緒上對食物的需求當作是生理上的飢餓。

安全空間的訊號與生理飢餓

　　你的根源包括健康生理饑餓所代表的意思，還有當你感到這種迫切需求時，能夠重視這種感覺。當你忽視或搞不清楚身體的飢餓訊號時，代表你拒絕信任你的身體。透過與身體對話瞭解它需要的食物，你可以滿足身體的需要和根源系統。這個對話並不難，你只要走進廚房，感覺腳趾頭穩穩踩在地板上，讓自己安住在當下，然後問你的身體：「你需要吃什麼。」

　　此外，有時候我建議人們在內心開發一個「安全空間」，這可以是身體的某個部分，當你進入這個空間時，你可以完全連接內在正在發生的一切，就像一位內在的盟友。看看你的安全空間有哪些活動，是否有訊息、符號或標誌？或許是某種特定的顏色或感覺？當你練習這種技巧時，你在當下會與身體發展出更信任的關係，最終你會對身體飢餓的訊息做出適當的反應，而不是壓抑或忽視這些訊號。

你是否試圖用食物來保護自己？

　　目前，工業化國家中有 60％以上的人口被列為超重或肥胖，對於這種日益增加的危機至今依然沒有顯著的解決之道。當然，過重的原因有許多，包括生活習慣如飲食欠佳和久坐不動。然而，如果我們深入探討真正的原因，我們可能會發現某些人超重可能與他們缺乏安全感有關，像是有些人覺得增加體重可以保護自己不受別人的目光的傷害。茉莉承認，她在青少年時期開始變胖，就在人們談論她的身體變化和她變得多麼有吸引力之後。因為她對身體的轉變感到害怕，進而演變成暴飲暴食。在我們營養諮詢的過程中，茉莉回想起四十多年前這些對她的評論，至今仍然深深影響著她。

其他來諮詢的人向我透露，他們在生活中受到身體或性方面的虐待，因此，當他們用多餘的脂肪隱藏身體時，會感覺到更安全，因為沒有人能夠看到他們真實的樣貌。和吃不飽一樣，吃太多也與根源系統有關。吃太多會讓你回到好像沒吃東西一樣，你用吃大量食物來麻痺自己，讓自己沒有任何感覺，而當你什麼都不吃時，你會失去感覺、處理思考和情緒的力量，而且毫無生氣。在這兩種情況下，你是透過食物機制將自我驅逐出身體之外。

與其躲在大量食物的陰影下，不如善用食物發揮最好的自己——生氣勃勃、純粹的本質、充滿愛。當你根據身體的需要進食時，你的頭腦會變得清晰且意志堅定，可以專注當下，留意到意識層面的任何思想、言語或行為，同時讓你更有活力、更有連結性！

你參與的社交聚餐是否健康？

社交聚餐有時讓人情緒緊繃，很多時候，特別是節日，人們告訴我，他們對於聚餐經常感到兩難。有時候，他們礙於聚餐的食物而難以決定是否參加，因為他們發現在聚餐中很難拒絕某些特定的食物。亞歷珊卓告訴我原因，在一個派對上，就在她還來不及說「不」之前，一個朋友就已將布朗尼蛋糕塞到她的口中。當天晚上，她的偏頭痛發作，因為巧克力是觸發她過敏的食物之一，那天她在床上躺了好幾個小時。儘管明知後果，但她仍無法為了自己的直覺和身體，提起力量做出與其他人不同的選擇。

在根源系統方面，你可以運用各種不同的策略來處理這些社交挑戰，例如在聚會前先吃點東西、事前先問清楚有哪些餐點，或者甚至自己帶健康的美食參與聚會的食物準備工作！

關於根源的飲食活動

1. 你是否從家人身上承接了關於食物和飲食的信念或習慣？這些觀

念和方法是否仍然適用於你？如果不適合，請列出新的想法以及你想保留的習慣，再重新養成適合你的飲食模式。

2. 體驗食物種植的過程。參觀農場、瞭解耕作方式。購買一包種子，將它們種植在土壤中，吃自己栽種的食物。當你這麼做時，你的飲食體驗有何不同？

3. 每天一次光著腳踩在地上吃飯，寫下它帶給你的感受，這是否有或如何改變你的飲食經驗？

4. 留意那些讓你感覺「穩固踏實」和「浮躁不踏實」的食物。

5. 練習留意身體在你選擇食物時的信號，你的身體使用何種語言讓你知道要吃什麼，何時要吃以及何時該停止進食？

6. 用你的雙手吃一頓飯，通常你不會用這種方式進食，在過程中讓自己玩得開心！

7. 自組一個擁有共同飲食觀點的聚餐社群。

8. 在紙上畫出你的身體，請一位你信任的朋友對你的繪圖發表意見。你畫得準確嗎？他們還留意到哪些細節？設定一個健康的身體形象，並且更加開放地去接受這份禮物——你的身體。

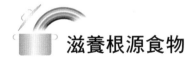 **滋養根源食物**

這些食物可以協助你重新建立和加強你與身體的連結，讓你在這個繁忙的世界可以感到穩健踏實和從容不迫！這些基礎的食物提供你所需的「世俗物質」，好讓你可以腳踏實地地在地球上實現你的夢想。當你心煩意亂、脆弱時，這些食物可以幫助並守護你復原。

蛋白質

蛋白質是提供身體結構的一種主要營養素，蛋白質（胺基酸）的建構基塊包含在整個身體的肌肉、骨骼和免疫系統中。如果我們更深入地檢視細胞層面，我們會看到蛋白質負責細胞內許多微妙的活動，例如催化反應與維持細胞的形狀和生長。此外，它們也是基因編碼資訊的主要執行者。

在各種不同蛋白質組合的二十種胺基酸中，大約有八種被稱為「必需胺基酸」──你的身體無法自行合成，必需透過飲食才能獲得。完整的必需胺基酸存在於動物來源的食物中，最基本的高蛋白質食物包括雞蛋和牛奶。試想一下母雞的蛋，如果是顆受精卵，其中就含有孕育小雞胚胎生長所需的所有必要營養成分。動物性食物通常比植物性食物含有更完整的蛋白質，然而，這並不意味著它們對你來說一定會更好。它們也有一些缺點，例如它們經常含有生長激素、抗生素和親脂的環境毒素。如果你吃動物性蛋白質，最好選擇瘦肉和純淨的產品（有機、放牧、野生），以發揮蛋白質的最大效益。

儘管從動物性食物中獲得優質蛋白質比較容易，但我們也可以從植物中獲得優質蛋白質，例如豆類，堅果和種子。通常，我們需要將這些食物混合才可能得到相同於動物性食物的胺基酸種類，例如著名的米飯和豆類組合；不過也並非總是要如此才能完整補充到蛋白質，像大豆就含有完整的蛋白質，不用刻意去搭配其它食物，但務必要確保選擇的是優質的有機大豆。對於心臟病、高血壓和癌症等疾病而言，植物性蛋白質是否優於動物性蛋白質的科學論點目前仍有待爭議。就個人而言，我使用像豆類、堅果和種子等植物性蛋白質作為基本蛋白質的來源，但並不是每個人都可以忍受這些食物，有些人可能基於各種原因偏好動物性蛋白質。最好的方法是與你的身體（你的根源）同步，確實瞭解它的需要。

富含蛋白質的食物是許多國家三餐的主食，然而光吃蛋白質而少了其他的主要營養素，可能會對身體造成嚴重的傷害。過量的動物性蛋白質以

及缺乏水果和蔬菜，可能導致身體系統中的酸鹼值不平衡。平衡酸鹼值非常重要，因為細胞中的許多反應都必須在特定的酸鹼值內才能發揮作用。例如，胃中分解蛋白質的酶在酸性下功能最好，而在小腸中分解澱粉的酶在弱鹼性下才能發揮作用。酸性強的環境可能使身體失去平衡，改變許多器官的功能。當體內由於攝取富含蛋白質和動物性食物（由胺基酸組成）而沒有水果和蔬菜的中和，以至於處於偏酸性體質時，身體會讀取這個信號，從體內寶貴的儲備量中借用鹼性以恢復正常的水平。體內的酸性增加可能會從組織如骨骼中拿取鹼性礦物（也就是鈣），好讓身體恢復正常的酸鹼值。結果，你的骨骼可能變得脆弱易折。定期測量尿液中的酸鹼值是一個好方法，可以瞭解身體的酸性程度以調整你的飲食。

表格一為美國農業部（USDA）建議的動物和植物性蛋白質的來源，更多詳細資訊請參考美國農業部網站 nal.usda.gov 的營養資料庫。

礦物質

儘管蛋白質對你的身體很重要，但也不要忘記必需的微量營養素，雖然這些在你的飲食中只占極少量（大約是千分之一或百萬分之一公克！）。具有代表性的礦物質如鈣、鐵和鋅都存在於地殼層的深處，建構地球堅實的結構。同樣的，這些礦物質賦予你身體的結構和組織，好讓你的內部運作可以順利進行。有趣的是，一些研究指出，與一般食物相比，有機食物可以提供較多的礦物質（以及維生素），請確保將這些必需營養素納入你的飲食中。

表格 1　動物和植物性食物中的蛋白質含量

食物	份量	重量（g）	蛋白質含量（g）
切達起司	1 oz	28	7.1
烤雞	6 oz	170	42.5
雞蛋	1 大顆	50	6.3
瘦肉漢堡	6 oz	170	48.6
煮熟扁豆	½ cup	99	9
豆腐	½ cup	126	10.1
含水鮪魚罐頭	6 oz	170	40.1
低脂優格	8 oz	227	11.9

鈣

　　身體大約有 99％的鈣儲存在你的骨骼與牙齒結構中，鈣有助於整個身體的酸鹼值平衡，好讓你的細胞反應可以發揮最佳的效益。在某些情況下，過量的鈣會導致器官鈣化，例如腎臟。

鐵

　　鐵是形成健康紅血球細胞的必需礦物質，許多生物可利用的鐵存在於動物性食物，如紅肉、魚類和家禽。一些蔬菜食物也含有鐵，如扁豆和豆類。另外維生素 C 與鐵可以相輔相成，在某些情況下，它可以協助你的身體從食物中處理更多的鐵，你可以試著在菠菜沙拉中添加檸檬汁以善用這種組合的力量。

鋅

　　作為必需元素，鋅具有重要的地位，因為它涉及體內與蛋白質相關的數千種反應。和鐵一樣，鋅主要存在於動物性食物中。

根莖類蔬菜

如果只有一種食物可以滋養你的根源部分，那根莖類蔬菜就是最適合的候選人。根源系統搭配根莖類蔬菜的想法並不會太牽強，因為根莖類蔬菜強韌、結實和耐久。在大自然完美的計畫中，根莖類蔬菜可以支持你的根源，也就是讓你如同根莖類蔬菜一樣堅忍不拔，能夠面對生存的問題。

根莖類蔬菜的纖維來源相對比較豐富，以及含有有助於根源系統下的器官與其功能所需的必需礦物質。不易嚼爛的非水溶性纖維為你提供大量結實的固體結構，協助身體清除卡在體內的外來物質或毒素。它們能夠讓你有完整滿足的感覺，類似內心中正和踏實的穩健感。

除了纖維外，根莖類蔬菜還提供一些對細胞生長過程和結構組織發育極為重要的必需礦物質（硒、鐵、鎂、鉀）。例如鎂主要儲存在肌肉和骨骼中，是肌肉放鬆、神經肌肉活動和蛋白質合成所需的必需礦物質；鉀是用於各種功能的電解質，包含肌肉收縮和維持細胞的完整性。

以下是一些可以提供纖維和必需礦物質的根莖類蔬菜：

甜菜

牛蒡

胡蘿蔔

芹菜根

白蘿蔔

大蒜

薑

辣根

青蒜（韭蔥）

歐洲防風根

小紅蘿蔔

大頭菜

青蔥

芋頭

蕪菁

芥末

山藥

絲蘭

紅色食物

　　雖然紅肉是富含蛋白質的明確選擇，對那些吃肉類的人是一種支持根源的食物，但還有許多其他的食物可以提供支持根源的營養素。紅色植物如甜菜、蕃茄、蔓越莓、覆盆子、草莓、石榴和蘋果可以提供相對較高的維生素 C 和植物營養素多酚。這兩種化合物通常的作用為體內的抗氧化劑或細胞和身體防禦的一部分，它們的工作是清除細胞碎片和消滅會造成細胞永久受損的刺激物。蕃茄紅素是使紅色食物呈紅色的植物化合物之一，它是最有效的保護性抗氧化劑之一，已被證實有益於預防和治療癌症和心血管疾病。

　　維生素 C 不僅是一種有效的抗氧化劑，它還有幾個讓你穩健的必要功能。維生素 C 有助於膠原蛋白的基質形成，從而支持骨骼、牙齒和皮膚等結構，此外，維生素 C 對免疫系統和腎上腺的健康也很重要。

　　以下是一些支援根源系統平衡的紅色水果：

蘋果（富士、紅粉佳人、五爪）

血橙

櫻桃

蔓越莓

油桃

粉紅葡萄柚

石榴

覆盆子

紅醋栗

紅西洋梨

草莓

西瓜

同樣，以下紅色蔬菜也可作為根源系統的細胞和身體防禦的一部分：

甜菜

小紅蘿蔔

紅色青椒

紅色甘藍

紅色莙蓬菜

紅辣椒

紅色洋蔥

紅色馬鈴薯

蕃茄製品（例如日曬蕃茄乾、蕃茄泥、蕃茄醬、莎莎醬）

蕃茄（成熟大蕃茄、聖女小蕃茄）

當然，支持根源系統最主要的來源為動物性食物，你要選擇優質的「紅肉」或牛肉來源。

 滋養根源的營養補充品

雖然從含有蛋白質、礦物質、非水溶性纖維和紅色食物的膳食中可以獲得支持根源系統最好的營養物質，但你可能在某些時候需要補充更多的營養物質。在這個部分，我將介紹支持根源系統的蛋白質粉末、非水溶性

纖維、維生素和礦物質、藥草和植物營養素等營養補充品。

蛋白質粉末

大部分蛋白質的攝取量是透過飲食——肉類、優格、牛奶、起司、豆類和堅果類來獲得。隨著食物不耐受和過敏機率增加（順代一提，這兩者都是源自根源的健康問題），我們可能需要避免某些膳食蛋白質；但同樣要攝取足夠的蛋白質，這時優質的蛋白質補充粉如米、大豆、豌豆類和乳清粉就可以派上用場。當你需要提振一下你的根源，你可以喝適合你的蛋白質粉末，再加上紅色水果如覆盆子或草莓攪拌成的奶昔。

食用蛋白質後立即或不久就產生胃脹氣可能表示你沒有完全消化膳食蛋白質，隨著年齡增長，你的胃酸會日漸減少，這是一種可以使蛋白質變性和分解的強酸。少了這種強酸，你的消化和吸收蛋白質的能力會減損，因此在胃中消化不全的食物會發酵，進而造成後續的腹脹。

對於那些胃酸分泌不足（胃酸分泌減退症）或沒有胃酸（無胃酸症）的患者，鹽酸（HCl）補充劑有助於改善症狀。在某些情況下，這些可能對患有食物過敏和自體免疫性疾病，如類風濕性關節炎的患者有益。HCl補充劑通常存在於甜菜鹼 HCl，其中甜菜鹼是 HCl 的承載體。然而，服用HCl 補充品要很謹慎，例如，不可以與非類固醇抗發炎藥（如阿斯匹靈、布洛芬）或皮質類固醇（prednisone）一起使用，因為這種組合可能會導致嚴重的胃不適。甜菜鹼 HCl 有片劑或膠囊形式，應該在進食大量蛋白質的過程中服用，建議劑量各有不同。你可以從最低劑量（600 毫克）開始，然後觀察你的腹脹和胃不適的情況是否得到改善。如果沒有，你可以慢慢增加劑量，直到你感覺症狀減緩。攝取太多甜菜鹼 HCl 可能造成胃灼熱感，如果你有潰瘍或胃食道逆流的情況，就不可使用這類的補充品。

如果你有消化蛋白質的問題，檢視身體外部的問題也很重要，留意你對你的原生家庭、工作或目標達成等方面是否特別難以接受。當你對於與

生存相關的議題感到不知所措時，你可能無法有效地消化蛋白質。當你因消化不良無法獲得足夠的蛋白質時，你可能會出現傷口難以癒合、掉髮、免疫功能受損、皮膚粗糙或發炎和肌肉損傷的症狀。

非水溶性纖維

非水溶性纖維或耐嚼纖維類型的食物有助於加速食物通過消化道，確保腸道健康蠕動以促進毒素釋放。你的飲食如果沒有足夠的纖維，你可能很容易產生便秘和痔瘡，含有非水溶性纖維的膳食補充品如纖維素、燕麥麩或米糠都有益於腸道蠕動。建議將纖維補充品與其他營養補充品（特別是礦物質）或藥物分開使用，因為纖維可能會在腸道內妨礙它們被吸收。

維生素與礦物質

礦物質在穩定根源系統具有關鍵作用，是根源系統非常重要的營養素。以下是一些較為重要的維生素和礦物質，以及它們的安全使用資訊。

維生素A

維生素 A 或視黃醇是一種脂溶性維生素，通常存在於肉類、蛋類和全脂牛奶等動物性食品。

- **功能**：口服維生素 A 可以改善免疫系統、皮膚和粘膜表面、促進細胞分裂和生長、骨骼發育、眼睛健康和胚胎發展，以及抑制癌症發展。它還可以局部塗抹在皮膚上，促進皮膚健康（減少皺紋、紫外線防護和傷口癒合）。
- **缺乏**：缺乏維生素 A 會導致免疫功能下降與夜盲症，如果不加以治療則可能造成視力喪失和增加感染的風險。
- **使用過量**：短期高劑量（15,000 微克或 50,000 單位）可能引起噁心、嘔吐、頭痛，脊椎壓迫和視力模糊。長期（月、年）服用

30,000 微克（100,000 單位）或以上可能產生肝臟毒性、疲勞、煩躁、行為大幅改變、噁心、嘔吐、瘙癢和皮膚紅疹。太多維生素 A 也可能對骨骼產生負面的影響，每日攝取大於或等於 10,000 單位已被證實會增加停經後婦女骨質疏鬆和髖部骨折的風險。

- **交互作用：**當維生素 A 與可能對肝臟功能產生負面影響的藥物一起使用時需特別留意。維生素 A 和抗凝血補充劑和藥物要避免一起服用。

- **與根源的關係：**透過調節免疫力和促進皮膚完整性，維生素 A 可以支持重要的根源功能。

維生素B9

維生素 B9 俗稱為葉酸（folic acid），其中「folic」這個字源自於「folium」，即拉丁文中的「葉」。葉酸是水溶性維生素，存在於各種食物中，包括綠葉蔬菜。它也存在於水果、全穀物、豆類和一些肉類中。

- **功能：**由於這種維生素有助於形成紅血球細胞和白血球細胞，所以是預防貧血和維持免疫功能很重要的營養素。它是健康細胞分裂和生長所需的核心營養素，葉酸在蛋白質代謝中也扮演重要的角色，可以與維生素 B6 和 B12 合作將體內的同半胱胺酸轉化為無害的胺基酸。經過實驗證實，升高的同半胱胺酸與動脈粥狀硬化（斑塊累積引起的血管變窄）的發生率增加有關。補充葉酸對懷孕的婦女尤其重要，因為它是胚胎和胎兒神經細胞發展的必需營養素。

- **攝取：**患有激素敏感型癌症或癲癇患者不應長期使用葉酸。

- **缺乏：**缺乏葉酸可能導致貧血、疲勞、胃腸不適、舌頭疼痛或紅腫、生長遲緩、失眠、記憶障礙、妄想症、虛弱和先天缺陷。

- **使用過量：**葉酸毒性相對較低，但高劑量可能導致腹部痙攣、腹瀉、皮疹、睡眠模式改變和神經功能紊亂。每日劑量不應超過

1000 微克，以預防葉酸掩蓋維生素 B12 缺乏的問題。

- **交互作用：**這種補充劑可能會干擾用於癌症和抗癲癇藥物甲氨蝶呤（methotrexate）的作用。
- **與根源的關係：**葉酸是根源功能的核心，因為它涉及細胞生長和維持免疫功能。

維生素B12

B12（腺苷鈷胺素、氰鈷胺素、甲基鈷胺素）是存在於肉類、雞蛋、魚、牛奶和貝類等動物性食物中的一種微紅色水溶性維生素。它也可以透過微生物製造。

- **功能：**這種維生素是預防貧血的必需營養素，它在細胞生長和DNA合成的過程中具有重要的作用，並且是脂肪和碳水化合物代謝的輔助因子。它還有助於保護神經的脂肪髓鞘磷脂合成，從而增加神經細胞的活動。葉酸和維生素 B6、B12 共同合作調節同半胱胺酸水平。其中大腦記憶和學習所需的乙醯膽鹼也需要維生素 B12 的協助來生成。
- **攝取：**鼓勵素食者和吸收力不佳的人（特別是蛋白質消化和吸收）補充維生素 B12。
- **缺乏：**缺乏維生素 B12 可能導致抑鬱、步態異常、疲勞、消化問題、頭暈、嗜睡、頭痛、惡性貧血、神經系統疾病和皮膚敏感。
- **使用過量：**攝取大量維生素 B12 通常沒有毒性的作用。
- **交互作用：**高劑量葉酸可能掩蓋維生素 B12 缺乏症，許多藥物會減少體內維生素 B12 的吸收或活性，其中包括阿斯匹靈、抗生素和口服避孕藥。
- **與根源的關係：**維生素 B12 與根源有關，因為它在細胞生長和DNA合成具有一定的作用。

維生素C

維生素 C（抗壞血酸）存在於水果和蔬菜，特別是柑橘類水果中的一種酸性水溶性化合物。

- **功能**：這種維生素備受推崇的是其抗氧化作用（保護細胞免受自由基的傷害）和增強免疫系統的能力。它也在膠原（蛋白質）合成，以及胺基酸如酪胺酸和苯丙胺酸的代謝中發揮部分作用。此外，維生素 C 也負責平衡非戰即逃的應激激素如去甲腎上腺素和皮質醇。腎上腺（由根源系統調節）是體內維生素 C 濃度最高的一個器官。

- **攝取**：增加維生素 C 攝取量，每日高達 600～1000 毫克，可用於預防感冒和抗高壓的環境。

- **缺乏**：缺乏這種維生素可能導致壞血病（一種膠原蛋白缺乏症，症狀為所有黏膜表面出血、牙齦出血、牙齒脫落和皮膚潰瘍）、疲勞、行為大幅改變，以及牙齦腫脹和出血。

- **使用過量**：維生素 C 過量可能造成噁心、嘔吐、胃灼熱、腹部痙攣和胃腸不適、疲勞、頭痛和腹瀉。它也可能導致尿結石形成，具有草酸腎結石史的人應監測維生素 C 的攝取量。

- **交互作用**：維生素 C 可能會增加鉻和鐵（來自植物）的吸收，並且干擾銅的吸收。此外，其在化療中的應用目前具有爭議性。

- **與根源的關係**：透過對腎上腺的支持，促進其分泌應激激素，增強免疫系統和它本身的抗氧化作用，維生素 C 有助於提升身體的防禦能力。它通常存在於紅色的食物中，例如蔓越莓和其他紅色漿果，甚至是紅色甜椒。

維生素D

維生素 D（膽鈣化醇）被稱為「陽光」維生素，這種脂溶性維生素經常被誇耀具有類似激素的作用。可透過陽光照射皮膚合成或透過食用脂肪

魚類、餵養維生素 D 母雞所生的雞蛋或維生素 D 強化食物（例如牛奶、優格、穀物）等方式獲得。

- **功能**：維生素 D 負責調節體內鈣和磷的水平，它還可以改善骨骼健康並且影響免疫系統的活動。
- **攝取量**：為了預防維生素 D 缺乏症和佝僂病（軟骨症和畸形），美國國家科學院建議出生至五十歲的人，每日攝取量為 200 單位（5 微毫克）；年齡五十歲以上的人每日攝取量為 400 單位（10 微毫克）。然而，為了老年人的骨骼健康，每日建議劑量提高至 800 ～ 1000 單位。記住，透過皮膚自然獲得的維生素 D 量可能會隨著不同季節的陽光照射而產生變化。你應該根據合格健康專業人員的實驗室檢測結果，改變你的膳食補充劑需求。
- **缺乏**：缺乏這種維生素可能導致佝僂病、肌肉疼痛、疲勞，以及增加罹患癌症、自體免疫性疾病、高血壓和糖尿病等風險。
- **使用過量**：攝取太多維生素 D 可能導致體內鈣過多，造成虛弱、疲勞、頭痛、噁心、消化道症狀、頭暈、肌肉和骨骼疼痛。
- **交互作用**：維生素 D 補充劑可能會增加腸道對鎂的吸收力。當維生素 D 與增加鈣水平的藥物或補充品一起使用時應謹慎小心。
- **與根源的關係**：維生素 D 有助於主要骨骼礦物質鈣的平衡。

鈣

這種白色粉狀化合物存在於牛奶製品、綠色蔬菜（如羽衣甘藍、綠色花椰菜）和帶骨頭的魚罐頭中。

- **功能**：鈣遍佈全身，主要存在於骨骼中。然而，血液、細胞外液體和肌肉也含有鈣。它具有各種功能，包括神經傳導、肌肉收縮、血管活動，以及傳輸物質進出細胞。它是骨骼礦化（bone mineralization）的必需營養素，也可用於治療佝僂病和骨質疏鬆症。

- **攝取：** 鈣是停經後婦女預防骨質疏鬆症至關重要的營養素，攝取量應在 1000 ～ 1600 毫克，與維生素 D 一起使用時可以增強其吸收力。然而，高劑量的鈣補充劑會降低鎂、鐵和鋅的吸收率，因此建議單獨服用。一些藥物會與鈣產生交互作用，可能會造成體內鈣水平的變化。如果你正在服用藥物，請與你的醫療保健人員討論這些潛在的交互作用。
- **缺乏：** 鈣不足會導致骨質脫鈣、經前症候群、高血壓、中風和心臟病。
- **使用過量：** 過量的鈣會導致高鈣血症、腎結石、動脈鈣化和可能增加前列腺癌的風險。
- **交互作用：** 鈣可能與抗生素、利尿劑和甲狀腺藥物產生交互作用。
- **與根源的關係：** 鈣透過骨骼結構和肌肉纖維組織支持我們的身體。

銅

這種粉紅色的金屬存在於各種食物之中，如動物內臟、穀物、海鮮、牛肉和可可等。

- **功能：** 銅是體內許多酶（氧化酶）的催化劑，它有助於骨骼、紅血球細胞和蛋白質如彈性蛋白和膠原蛋白的形成。
- **攝取：** 進行血液透析的患者銅缺乏的風險較大，補充劑或許有益。銅補充劑（每天 2.5 毫克）可以與鈣、鋅和錳一起使用以預防停經後婦女骨質流失。進行胃繞道手術的人可能容易有低銅水平的現象。請注意，一些遺傳性疾病可能導致有毒銅累積在體內，所以在服用銅補充劑之前請先諮詢你的保健醫生。
- **缺乏：** 銅缺乏可能導致骨質疏鬆症、貧血、禿頭、腹瀉和疲勞。
- **使用過量：** 過量銅會導致抑鬱、發燒、易怒、噁心、關節和肌肉疼痛，以及嘔吐。

- **交互作用**：鐵、維生素 C 和鋅可能會降低銅的吸收力。
- **與根源的關係**：銅在細胞之間複雜的交互作用中具有影響力，包括骨骼、血液和肌肉，並且有助於建構蛋白質和維持組織。

鐵

這種灰色的金屬大量存在於地殼和食物如肉類和蔬菜，其中以牛肉、肝臟和羊肉最多；其他如豬肉和家禽類，以及豆類中均含適量。

- **功能**：透過血液中的血紅蛋白和肌肉中的肌紅蛋白，鐵有助於傳送氧氣和二氧化碳，它在能量生產和利用中具有重要的作用。
- **攝取**：若要治療因低鐵引起的貧血，每日要攝取三次 50 ～ 100 毫克的鐵補充劑。素食者和運動員對鐵的需求量會增加，然而，體內鐵太多會對器官產生毒性，例如心臟和肝臟，特別是那些罹患遺傳性血色素沉著症的人，他們的體內容易累積大量的鐵。經期中的婦女會流失鐵質，而那些不吃富含鐵質食物的人可能需要使用鐵劑來穩定她們的根源。
- **不足**：缺鐵會導致貧血、疲勞、認知功能障礙和掉髮。
- **使用過量**：過量鐵可能會導致胃不適和疼痛、腹瀉或便秘、噁心和嘔吐。
- **交互作用**：鈣、大豆蛋白和鋅可能會損害鐵的吸收，而維生素 C 可以改善植物來源的鐵吸收力。此外，鐵補充劑可能會干擾抗生素和甲狀腺藥物的藥效。
- **與根源的關係**：鐵以多種方式支援根源系統，它是深紅色血液的色素來源，讓紅血球細胞攜帶氧氣。

鋅

這種藍灰色金屬大量存在於地球的地殼和食物，如牡蠣、動物性產

品、豆類、堅果、穀物與種子。

- **功能**：鋅是合成蛋白質、DNA 和 RNA、前列腺功能、免疫系統調節、傷口癒合、細胞生長、味覺和嗅覺、健康皮膚、骨骼形成以及體內超過 300 種酶作用所需的礦物質。

- **攝取**：患有胃腸道疾病（如潰瘍性結腸炎、克隆氏症或腹瀉）的人因營養吸收不良可能造成鋅含量過低；素食者可能需要補充鋅補充品，因為植物性食物含有的生物可利用鋅較少（植物性食物含有一種名為植酸鹽的化合物，會干擾鋅在腸道內的吸收力）。想要促進傷口癒合的人，如慢性腿部潰瘍，可以補充鋅來加速癒合。關於攝取鋅來預防感冒的研究結果目前好壞參半。

- **不足**：缺乏鋅可能導致生長遲緩、昏沉、精子數少、掉髮、皮膚乾燥和痤瘡、傷口癒合緩慢、甲狀腺功能和胰島素作用受損，以及嗅覺和味覺能力降低。

- **使用過量**：太多鋅可能引起噁心、嘔吐、口中有金屬味道、銅缺乏症、腸胃道症狀如腹瀉和胃不適，以及疲勞。

- **交互作用**：鈣、銅、鐵和纖維可能會影響鋅的吸收力，此外，鋅補充劑可能會影響抗生素的活性。

- **與根源的關係**：鋅與蛋白質的功能密不可分，因此對根源器官的作用極為重要。

支援腎上腺的藥草

　　有幾類著名的植物可用於強化根源的生理方面，例如支持腎上腺功能（適應原）、舒緩發炎（植物性抗炎藥）和增強免疫力（植物性調節劑）。

　　根源與恐懼的反應有關，這非常適合協助短期的緊急情況。在身體中，這種反應與腎上腺的功能有關。過度刺激腎上腺和過多的應激激素可

能會耗盡你的能量，導致無法思考和學習、干擾睡眠、食慾和新陳代謝產生變化。對於那些出現腎上腺疲勞徵兆的人，我們建議補充營養品以支持腎上腺。藥草的作用如同適應原（adaptogens）——平衡應激反應、調降過度活躍或強化虛弱的腎上腺反應——有助於治療內分泌和免疫反應。這類植物包括：

醉茄（Ashwagandha 印度人參，*Withania somnifera*）

冬蟲夏草（*Cordyceps sinensis*）

黨參（*Codonopsis pilosula*）

刺五加（*Eleutherococcus senticosus*）

人參（*Panax ginseng*）

神聖羅勒（*Ocinum sanctum*）

甘草（*Glycyrrhiza glabra*）

靈芝（*Ganoderma lucidum*）

紅景天（*Rhodiola rosea*）

五味子（*Schisandra chinensis*）

由於其複雜性，如果你決定使用適應性藥草（adaptogenic herbs），最好是在醫療保健專業人員的指導下使用。使用具適應性的補充劑配合好的生活形態（如定期舒緩壓力）可以消除不必要的恐懼、壓力和擔憂。

抗發炎的藥草

身體發炎的典型徵兆為紅腫、疼痛和發熱。來到根源系統，關節會變得疼痛腫脹或皮膚發紅。事實上，許多慢性疾病如肥胖、第2型糖尿病和心臟病被認為具有潛在的發炎因素。不幸的是，可用於減緩身體和抵抗發炎過程的藥物也具有嚴重的副作用，如胃出血和胃不適。也正因如此，我們更需要天然的抗發炎產品，儘管它們也有一些使用上的注意事項。如果你的根源系統有發炎的現象，不妨問自己以下的問題：

- 是什麼原因讓身體發熱？
- 為什麼能量爆發變成「火山」反應？
- 如何才能舒緩鎮靜下來？

以下是一些可以抗發炎的藥草：

貓爪藤（Cat's Claw）

這種植物（*Uncaria tomentosa*）的內部樹皮和根源早已被用於抗發炎、抗氧化和刺激免疫機能。補充貓爪藤長達一週後可以減輕與身體活動有關的膝蓋疼痛，它也可以改善與類風濕關節炎相關的症狀。每天攝取100～180毫克（60毫克分三次服用）貓爪藤保健品已被證實對膝蓋關節炎和類風濕關節炎有效，副作用包括頭痛、眩暈和嘔吐。然而，使用這種藥草過量可能會導致神經障礙（如帕金森氏症）的運動神經症狀惡化。此外，要避免與免疫抑製劑或降血壓補充品或藥物一起使用。懷孕期間或具有影響免疫功能能力的自體免疫疾病患者不可使用這種藥草。

印度乳香（Indian Frankincense）

這種膠質樹脂（*Boswellia serrata*）用於傳統的阿育吠陀藥物，具有抗發炎、抗關節炎與增強免疫功能的作用。對於關節炎患者，每日分別使用333毫克三次；對於骨關節炎和類風濕性關節炎，每日則使用3600毫克。二〇〇八年發表的一項關於骨關節炎個體的研究報告指出，250毫克富含特定乳香酸的新型乳香提取物在僅僅使用一週後疼痛與功能就可以獲得改善。乳香也可用於發炎性腸道疾病和哮喘。服用這種草藥時，可能會出現疼痛、胃灼熱、噁心和腹瀉等腸胃道反應。那些患有自體免疫疾病的人應謹慎使用，因為這種樹脂具有調節免疫的作用。

柳樹皮（Willow Bark）

　　原產於歐洲和亞洲，從希波克拉底時代（西元前 5 世紀）以來，柳樹已被廣泛使用，其樹皮具有抗發炎的作用。它的活性化合物水楊苷會轉化成水楊酸，這與阿斯匹靈內含的化合物相同。柳樹皮的作用類似阿斯匹靈，具有舒緩疼痛、抗發炎和抗熱的效果。然而，像阿斯匹靈一樣，攝取柳樹皮也可能造成腸胃道的副作用。

　　由於它會影響血液凝固，這種植物性藥物不可與抗凝血補充劑或藥物一起使用，建議這種藥草僅在短期內作為應急之用。關於背部疼痛，含有120 ～ 240 毫克水楊酸的柳樹皮提取物可以舒緩疼痛，較高劑量的緩解效果更好。如果你對水楊酸過敏，請勿服用這種藥草，其中副作用包括皮膚發癢和皮疹。

增強免疫的藥草

　　以下列出的植物或植物基活性物質已被用於促進免疫系統平衡，在許多情況下是透過刺激免疫力來達到平衡的狀態。免疫系統不平衡的因素很多，包括不當壓力、睡眠不足、飲食不良和缺乏活動，而這些植物有助於強化先天免疫系統的反應。免疫系統問題可能表示你需要處理你的個人分際，以及你如何分辨自我與非自我，這些也可能代表你的生活缺少外部的支援。

　　這些補充品不建議高度警戒性免疫系統的個體，如自體免疫性疾病患者使用，也不建議正在服用免疫抑製藥物的人使用。由於這些植物藥物的免疫效果很強烈，因此在短期內（大約四至六週）服用可能效果顯著，但在下一個補充週期之前先暫停一段時間。最後要注意，這幾種藥草有些必須在感冒或流感症狀一開始出現時服用才能達到最佳的效果。

穿心蓮（Androgryaphis）

這種植物（*Androgryaphis paniculata*）通常生長在印度和亞洲其他地區，它們的葉和根具有抗生素、抗過敏和刺激免疫的特性，通常用於感冒、感染、HIV病毒、過敏和免疫功能低下。其副作用包括瘙癢、疲勞、頭痛、腹瀉、噁心、嘔吐、胃灼熱、胃腸不適和過敏反應。懷孕婦女不可使用這種植物，因為其具有潛在流產的作用。

不要與具有抗凝血、降血壓或抑製免疫作用的補充品或藥物一起使用，具有自體免疫疾病的個體也不可以使用，因為其含有潛在刺激免疫機能的作用。每日攝取200毫克可用來預防感冒，穿心蓮提取物和西伯利亞人參的特定組合有助於治療一般感冒和流感。

黃耆（Astragalus）

這種開花植物（*Astragalus membranaceus*）通常用於常見的感冒和上呼吸道感染、傷口癒合、受傷、強化免疫系統、病毒感染、慢性疲勞症候群和纖維肌痛。細胞研究指出，它可以透過刺激免疫細胞的活性來提高免疫反應，即使劑量的使用範圍非常廣泛（每日1～30公克），不過增強免疫功能的一般劑量為4～7公克。雖然整體的耐受性佳，但每天大於28公克的劑量可能會導致免疫系統受到抑制。

紫錐花（Echinacea）

紫錐花（*Echinacea purpurea*）也稱為「紫錐菊」，長久以來北美當地人將之作為藥用植物。現在，紫錐花補充品已被建議作為預防感冒與協助上呼吸道感染復元之用。雖然有些研究顯示它可以減少感冒症狀10～30％，但其他研究卻顯示沒有任何效果。它的副作用各式各樣，包括噁心、嘔吐、過敏反應（皮疹、刺痛或麻木等）、腸道模式改變、頭痛和眩暈。這種藥草可能會與幾種藥物（包括咖啡因）的新陳代謝產生交互作

用，所以如果在服用紫錐花之前服用任何藥物，請務必諮詢你的醫生。其劑量種類繁多，取決於製劑的形式（膠囊、果汁、茶和酊劑）。

接骨木（Elderberry）

接骨木果實（*Sambucus nigra*）集結許多植物化合物，具有抗病毒、抗氧化劑和刺激免疫機能的作用。研究顯示它可以縮短流感症狀持續的時間 50％以上。常見的配方是接骨木果汁糖漿，其副作用包括虛弱、眩暈、麻木、昏厥和發熱反應（特別是對花粉過敏的人）。

蕃茄紅素（Lycopene）

蕃茄紅素是水果和蔬菜的紅色類胡蘿蔔素，如粉紅葡萄柚、西瓜和蕃茄。與其他類胡蘿蔔素（例如胡蘿蔔素）不同，其在攝取後不會轉化為維生素 A。除了具有保護細胞的抗氧化劑能力外，細胞研究顯示，它還可以抑制癌細胞增殖並且降低心血管疾病的風險。補充蕃茄紅素也有助於降低因運動引起的哮喘症狀。請注意，蕃茄紅素是一種親脂類胡蘿蔔素，因此需要搭配膳食脂肪或油脂才能吸收。

硫酸鹽

硫酸鹽有助於你的關節，如果你有關節的問題，不妨問自己到底是什麼阻礙你前進，或者過去有什麼讓你停滯不前？然後考慮使用各種營養物質如硫酸鹽來重建關節軟骨，以預防進一步退化。如果你對硫過敏，請勿服用硫酸鹽。

硫酸軟骨素（Chondroitin Sulfate）

硫酸軟骨素存在於體內，是軟骨結構的一部分，這些長鏈碳水化合物可以保持軟骨柔軟，並且透過抑制已知促使軟骨退化的特定酶的活性來預

防骨骼退化。每天補充 2 ～ 3 次 200 ～ 400 毫克的硫酸軟骨素（通常由鯊魚軟骨或牛氣管軟骨製成），或單劑量 1000 ～ 1200 毫克都有助於治療骨關節炎，雖然效果不一。

通常，關節保健補充品包括硫酸鹽葡萄糖胺和硫酸軟骨素，其副作用可能有噁心、疼痛、眼瞼腫脹、掉髮和排便習慣改變等。此外，不要與抗凝血劑一起服用，如果你有哮喘也不要使用，因為它可能會加重症狀。另外，患有前列腺癌或前列腺癌風險有增加趨勢的男性應避免使用。

硫酸鹽葡萄糖胺（Glucosamine Sulfate）

由單一碳水化合物葡萄糖和胺基酸麩醯胺酸製成的硫酸鹽葡萄糖胺存在於整個身體，特別是在關節內。硫酸鹽葡萄糖胺補充品透過重建關節軟骨可能有助於骨關節炎，包括疼痛緩解和提升運作功能，儘管研究顯示結果不一，其副作用包括腸胃道不適和血糖升高。

硫酸鹽葡萄糖胺源自貝類的外骨骼或合成產生，因此如果你對貝類過敏則不要使用。另外，不要與抗凝血補充品或藥物一起使用，因為效果可能增強進而導致出血或瘀傷。治療骨關節炎的建議劑量為每日 1500 毫克或分成三次劑量服用（有時搭配硫酸軟骨素，每日分別三次 400 毫克）。對於那些因過去受傷而引起的膝蓋疼痛，目前已經證實 2000 毫克的硫酸鹽葡萄糖胺有助於緩解疼痛。

甲基硫醯基甲烷（Methylsulfonylmethane）

這種含硫化合物，也稱為 MSM，存在於植物和動物中，它在身體中的作用廣泛，主要與關節健康有關。動物研究指出，它可能有助於減少關節退化。其副作用包括噁心、胃腸不適、頭痛、疲勞、失眠、皮膚癢和過敏型反應。常見的劑量範圍為每次 500 毫克每日三次至最多 3 公克每日二次，其經常與硫酸鹽葡萄糖胺一起使用。

CHAPTER

06

橙色的心流

只有經過內心渾沌掙扎的人才能舞出亮麗的人生。

——尼采

> ### 關鍵字
>
> 渾沌、創造力、二元性（duality）、情緒、體驗、順流、流動、移動、橙色、夥伴關係、愉悅、性慾、水

　　我們隨著環境「順勢而為」的能力存在於心流的系統中，它除了代表我們的韌性，也包括生活和生命中所有一切純粹的愉悅。簡單來說，它是「樂趣因子」，少了它我們會變得嚴肅、枯萎和乏味。心流的系統代表我們體內的水，象徵我們可能會體驗到的自我情緒波動。它包含所有創意所需的材料，就像一場充滿混亂和瘋狂情感、原始創意和感官蠢蠢欲動的宇宙之舞。我們的心流使我們能夠臣服於混亂之中，進入一種創意無限的狀態。

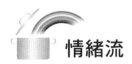 ## 情緒流

　　情緒的本質就是要「不停流動」，所有的幸福、悲傷、憤怒、沮喪、

抑鬱、恐懼，以及這些情緒的組合都與你的心流有關。留意你的情緒很重要，因為它們在表達你的需求，你愈是壓抑它們，它們左右你的力量也就愈大。

一直以來，社會的風氣不重視情緒表達，結果對我們的健康和福祉造成傷害。

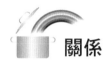

關係

心流系統代表我們與自己及與他人關係的議題，其中以各種方式呈現，包括對關係的承諾、與他人共同創造的能力，以及體諒和尊重別人。正如亞瑟・愛丁頓爵士（Sir Arthur Eddington）的名言：「我們經常以為完成一的研究，就可以推斷二的結果，因為一加一等於二，不過我們忘了還要再進行『加』的研究。」其中這個「加」的重點就是心流的本質。

心流與你的身體

心流系統代表身體的水合狀態，尤其是與結腸和腎臟有關，因為結腸吸收多餘的水分以形成糞便，腎臟則是透過尿液排除身體的毒素。此外，心流掌管每個細胞的水合狀態，以及進出細胞膜的物質流動。由於它負責身體的創造和生長，因此生殖系統也屬於心流。根源涵蓋身體的防禦策略，心流則是情緒和思維的交流與呈現。透過情緒的管道，心流與我們體內的信使（如激素）溝通。

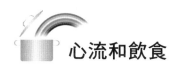

心流和飲食

飲食是一種功能性、基於生存（根源）的活動，我們的身體會結合感官以確保我們吃起來津津有味。當我們吃飯時，我們的感官全開：視覺、觸覺、味覺、嗅覺和聲音，我們的生理和心理會從我們的飲食經驗中獲得快樂。當我們吃飯時，腸道內會釋放一種特定的化合物「肽」來協助身體解讀吃飯的樂趣。

有趣的是，科學也告訴我們，我們的腸道內具有味覺感受器——心流系統的中心——類似於舌頭上的感受器。在深層的腸道、感官層面，心流系統強烈且緊密地融入我們的飲食體驗，就好像是根源一樣。然而，在這個層面進食不只是求生存，而是將食物視為一種樂趣。

俄亥俄州立大學的研究人員研究當健康的已婚夫婦在用餐過程中意見分歧時會發生什麼事情。這些夫婦被要求在兩個不同的場合吃富含飽和脂肪或高油酸葵花油的餐點，而且都是含有 930 大卡和 60 公克的脂肪。研究人員在飯前先測量這些夫婦是否有任何早已存在的情緒不佳狀況。餐後，那些在行為上較不友善，以及情緒早已不佳的人其新陳代謝率較低。他們的胰島素和三酸甘油脂值較高，而且發炎標記 IL-6 和葡萄糖都具有激增的風險。此外，餐後充滿敵意也與炎性 TNF-α 值偏高有關，但與餐點的類型無關。

研究人員得出結論，認為由於大多數人每天大約有十八個小時是處於餐後狀態，而且與伴侶用餐很重要，因此思考我們的情緒狀態非常值得一試。對那些心情不好的人而言，他們的代謝效率差，平均每年可能增加 7.6 磅（約 3.45 公斤）。也許並不全然是食物改變你的新陳代謝，而是你的心情與食物產生交互作用，進而導致體內代謝混亂。

以下是一些簡單的問題，你可以問問自己以確定你的心流是否平衡。

你會花時間「創造」三餐嗎？

日常生活中，不少人已經成為「儀表板食客」——總是窩在汽車裡吃飯。許多人待在汽車裡的時間很長，或者只過某種結構的生活，進而扼殺了創造力和準備三餐時的那份輕鬆悠閒感。由於生活形態忙碌，大多數人不願花時間享受做飯的滿足感。有幾個人向我坦誠他們不喜歡做飯，寧願每天吃外食。朱莉承認，她害怕任何形式的烹飪過程，甚至不覺得吃飯是一種樂趣。

心流賦予我們品味創造餐點的樂趣，無論是在超市採購選擇，設計一份視覺上吸引人的菜單，甚至是透過使用不同的碗盤或彩繪自己的餐具創造新體驗……透過飲食創造的可能性是永無止境的！

你會和他人一起做飯嗎？

為自己做飯可以滋養你的心流，不過更好的是為另一個人做飯，或者與他人一起做飯。由於心流離不開與他人的關係，因此分享你的飲食活動是很美好的一件事。當你和另一個人分享食物時，你的心情會更愉悅，用餐將變成一件愉快和有意義的事情，你可以試著邀請他人與你共餐，當每個人投入的創意愈多時，用餐的體驗也會愈有活力。

吃飯時你是否有用心體驗？

我們經常無心在吃飯，甚至「無感」！如此，吃飯只是一種例行公事，而不是激勵我們的活動。當你在選擇、準備或攝取食物時，試著讓自己專注在當下，這樣你才能完全享受美食。

我鼓勵「感官交替」——每週專注一種感覺，並將其應用在飲食上。例如，如果你選擇專注在味覺一個星期，那麼就將三餐或點心調整為多樣化的口味。每天，你可以把你所有的「味覺能量」放在一種食物上，每一口都用心感受它的味道。如果你是一個強烈視覺型的人，那麼就嘗試

打開你的其他感官以增添進食的樂趣。你可能會發現，當你悠閒散步時，視覺是你偏重的感官，但是當來到食物時，你會從你的嗅覺中獲得最豐富的感覺。當你在市場上選擇食物時，請將所有的感官打開，以確保當你坐下來時可以享受到全彩繽紛的美食！

當你意識到你正在吃什麼，並且打開你的感官感受時，你可能會吃得比平常少，因為你正在與身體及飢餓感進行接觸。透過全心全意地去體驗進食的當下，你的喜悅感將擴充到極致，並且聆聽你的身體。而且當你的生理感到快樂時，心理也會變得雀躍。

在吃飯時你會找樂子嗎？

你的創造力可能在孩提時代已經被扼殺，特別是飲食的方面。你還記得常常聽到「不要玩你的食物」嗎？或者「把盤子吃乾淨」，即使盤子上的食物是經由他人製作，絲毫沒有你的選擇或點子。對於一些家庭來說，吃飯可能是一件嚴肅和沈重的大事。然而，心流會誘使你將這種氛圍轉化為有趣輕鬆的情境，與其將吃飯視為強制性的「每日折磨」，不如思索如何將其變成一個神奇的時刻。下次吃飯時，請找回你的赤子之心，用任何你覺得適當的方式玩你的食物吧！

嘗試利用食物的形狀來玩裝飾擺盤。我最喜歡的技巧就是保留切掉的芹菜根部，因為從上方看它就像是一朵花，非常適合拿來裝飾開胃菜。我的一些客戶喜歡將他們的餐點拍攝下來，以捕捉其中的美學和展示他們的創意。

你是否吃所有顏色的食物？

將所有顏色的食物納入你的膳食可以增加其美學上的吸引力，同時還可以結合廣泛的營養。作為感官探索的一部分，視覺的天賦可以帶給人許多好處。有時候當我觀察別人吃飯時，我不會對實際的食物發表評論，相

反的,我會著重在顏色。他們是否獲得健康全食物的全彩光譜?飲食富含各種顏色代表我們正在吃豐富、完整、複合的食物。

讓多彩的食物吸引你的目光,在花園或市場上,什麼顏色吸引你?當你進食時,攝取和品嘗一系列的顏色,以滋養你的審美眼光。視覺不僅是觀察和接收美麗的顏色,因為每一種顏色背後都代表身體正在接收的重要生理功能。

紫色,如葡萄中的花青素可以保護大腦和維護記憶功能。橙色,如胡蘿蔔中的 β- 胡蘿蔔素有助於維持視力和健康的免疫系統。當你將食物放在盤子上時,可以想一下如何將它們以互補的方式搭配在一起。例如,將切丁的紅甜椒或草莓放在混合蔬菜的上面可以讓人在視覺和生理層面上心滿意足。

你是否追求均衡的口味?

傳統醫學形式如阿育吠陀和中醫鼓勵我們應用所有的風味,研究表示,我們會渴望飲食中沒有的東西。當採取高蛋白質飲食時,人們會渴望碳水化合物;當只吃甜食時,我們會渴望鹹辣的食物,因此最好在餐點中加入少量全風味的食物以滿足你的味蕾,無論是舌頭還是腸道的味蕾。

你是否會表達情緒以避免對食物的渴望?

專家估計有 75%的暴飲暴食是由於情緒。在緊張忙碌的社會下,我們很難撥出時間以健康的方式處理情緒——例如透過日記或運動,所以面臨壓力時,人們可能傾向於透過飲食來舒解。當人們反覆進行情緒化飲食時,他們正冒著累積「難受」的風險,畢竟情緒並沒有被排出或消耗,只是被忽略。這個過程我稱之為「滾雪球」。情緒化進食只會增加滾雪球的效應,最後心生罪惡感,而這種罪惡感又會造成情緒化進食,最終形成惡性循環,因此最佳的方法就是尊重與適度地表達你的情緒。

你是否會觀察渴望食物背後所代表的意義？

你所渴望的食物會透露有關於你的身體和情緒的信息。事實上，你對某種食物的渴望，正是讓你知道有些感覺你沒有察覺到。當你陷入這種渴望時，快速「檢視」自己有何種感覺，你真正渴望的是否為陪伴？愛？休息和放鬆？然後滿足自己深層真正的需要，而不是沉溺於表面的放縱。

如果你還是無法釐清情緒，無法確定自己真正的需求，你可以查看以下渴望食物的屬性和內在代表的意義。

所有的食物都能透露我們需要什麼的信息，因為它們與無聲的情緒有關，所有的渴望都涉及心流系統。你是否渴望鹹味食物如薯片？對鹹味的渴望與你的心流連結最密切，因為在體內水跟著鹽而鹽跟著水。渴望重鹹食物可能暗示你有液體或心流系統失調，需要好好檢視生活中「順流」的程度，以及你有多得過且過於生命。又或許你發現自己渴望甜食？這背後暗示著你的生活缺少甜蜜和喜悅。

食物代表的心理需求

即使是一樣的食物，對不同的人其意義也會不同；然而我們還是可以根據食物的特性知道一些基本信息。當你渴望某種食物時，請問自己以下這些問題：

- 鹹味：生活中是否有哪裡堵住了，需要「流動」？
- 酥脆：是否備感壓力？是否心力交瘁？原因在哪裡？
- 甜食：生活中的喜悅和樂趣是否不足？
- 辛辣：是否渴望刺激冒險的生活？害怕沈悶與一成不變？
- 酸：你需要專注在哪方面？覺得自己很容易分心？
- 鬆軟：你需要做些什麼好讓自己感覺到舒適？被愛和被滋養？

你的熱情是否有施展的目標？

　　成癮也可能與熱情無處施展有關，當你將你的激情引導到生活的目標，成癮問題就會逐漸消退。

　　另一方面，你可以透過讓食物融入你的飲食體驗，將熱情與食物連結起來。我發現很有趣的是，對生活充滿熱情的人似乎也會盡可能品嘗各種食物。當艾倫講述星期六晚上的計畫時，他很高興地描述他的晚餐細節，包括當舌頭嘗到來自烤大比目魚香料的「滋滋」感。當他幾乎重現他吃自製血橙雪糕的情景時，他舔了一下他的嘴唇。當熱情融入你的生活中，它可以激發你對食物的熱血，讓你的進食體驗更「津津有味」和誘人！

關於心流的飲食活動

1. 你認為與食物和飲食擁有健康關係的標準是什麼？採取行動，執行你清單上的第一項特質，寫一段短文關於這種變化。

2. 手寫一份積極的肯定語句來治療你的食物成癮。將句子寫在紙張左邊，右邊則立即下寫下你對這句肯定的反應。每天做五次，持續一整週，然後記錄你的成癮是否有任何改變。

3. 每週撥出兩個小時與自己來個「藝術家約會」（與內在小孩約會），然後寫下你的體驗。

4. 來場有趣的遊戲以協助你處理食物成癮。遊戲是組成心流重要的一部分，試著和食物一起玩耍，然後邀請其他人加入以拓展心流的關係面向。

5. 用你自己的方式結合食物和創意，從料理食物到在超市採購的獨特方式等，例如只採買橙色食物；探索種植食物的新方法，如使用水元素的水耕法，盡情寫下你的創意並且與他人分享。

6. 邀請某人與你共進晚餐，並且一起烹飪。

7. 選擇一種日常生活感到困擾的情緒，並且記下平時你如何以更健

康的方式表達這些情緒？你平時如何「吃下」這些情緒，而不是
將之表達出來？當你有這些情緒時，你會傾向於哪些食物？這些
食物象徵什麼？

8. 記錄你的食物攝取量和情緒日誌，其中一列為吃下的食物，另一
列為情緒狀態。一週過後，留意是否有任何模式，當你有更多情
緒時，在這個期間，是否有某些食物特別吸引你或不吸引你？

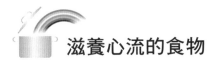

滋養心流的食物

心流系統的食物偏向流動的水和液態油脂，這些食物的成分有助於我
們維持生活中的從容、變動、轉換和樂趣。

水

雖然它不算是一種食物，但大多數食物中都含有水分，並且與心流系
統絕對有關。含水量高的食物或單純喝水都有助於維護心流系統。水是賦
予我們生命力最重要的物質之一，在大多數情況下，我們攝取的水分太少
不足以維護我們細胞的運作。為了保持充足的水分，一天中最好持續飲
水，而不是一次喝光一大杯。一般的經驗法則認為「成人」每日飲水量
（毫升）的基準為「體重（公斤數）乘以30」（已換算為適用台灣），
而且天氣炎熱時或大量出汗時還需補充更多。

脂肪和油脂

正如蛋白質為根源提供建構基石的結構，脂肪和油脂則是形成柔軟結
構以協助身體透過體驗和情緒流動。不幸的是，脂肪多年來一直是被誤解
的營養素，事實上，我觀察到這個社會的現象：我們在飲食方面否認脂肪

的程度與我們無法體驗到快樂和樂趣成正比。回想一九九〇年代初期低脂食品出現，同時我們所生活的環境日漸變成一個過勞疲憊、沈重，沒有時間尋找樂趣的社會！與其專注於「低脂」或「脫脂」的飲食方式，心流則是要求健康的脂肪平衡，營養的焦點從強調脂肪含量轉變到脂肪的品質。目前我們的高糖、高脂肪加工食品內含的脂肪品質較差，這種脂肪是透過所謂的「氫化」過程合成衍生，這種反式脂肪使產品具有更長的保存期限，但卻會縮短我們的壽命。當我們吃下這種合成脂肪時，身體會透過升高「壞」膽固醇和降低「好」膽固醇來拒絕它。

　　除了飲食中大量的反式脂肪外，美國人也吃太多來自植物油如玉米和大豆的 omega-6 脂肪。你的身體很努力中和平衡身體的脂肪，特別是omega-6 和 omega-3 的脂肪比例，因為失衡可能使你處於發炎的狀態。少了來自海洋的冷性脂肪 omega-3 脂肪，你可能會發現自己出現許多發炎的症狀，平衡溫性和冷性脂肪比例的一種方法是從魚類、綠葉蔬菜、堅果和種子類攝取更多的 omega-3 脂肪。由於這些食物不是多數人大量膳食的一部分，因此市面上有 omega-3 補充品。

　　脂肪之所以獨特是因為它可以根據溫度的變化從固態轉為液態。脂肪和油脂的柔順與流動，卻又固定和穩定的特質使其成為協助平衡內部心流系統的最佳主要營養素。你或許認為脂肪是一種凝膠狀的黃色液態，但事實上脂肪具有不同特性，是非常複雜的化合物。脂肪的家族有許多，而且每種在體內都有不同的效應，飽和脂肪酸多數呈固體狀，主要存在於動物性產品中。在細胞層面上，這些飽和脂肪可以為身體提供一定程度的保護力，因為它們被納入細胞周圍的邊緣。然而，飽和脂肪過多會導致細胞內過於僵硬，進而導致慢性疾病。

　　還有一種脂肪稱為不飽和脂肪酸，在室溫下為流動的液態，如橄欖油、亞麻仁油和魚油。這些在體內的作用不同，事實上，橄欖油是一種完美的心流食物！它是地中海飲食的核心食物，想想看地中海地區的人

們——西班牙、義大利和希臘的飲食。他們吃飯時很放鬆、從容、不急不徐。通常這些地區的人們喜歡一起吃飯，一群家人或朋友，花很多時間進行交談和表達情感。

現在讓我們換個方式來看，雖然身體可以製造大多數脂肪，包括飽和與不飽和脂肪，但沒有 omega-3 和 omega-6 家族的脂肪。這就是為何你需要在膳食中加入這些特殊的「必需脂肪酸」，就像所有脂肪一樣，omega-3 和 omega-6 脂肪酸是包圍細胞四周稱為「細胞膜」的建構元素，如果少了不飽和流體脂肪，細胞會變得僵硬，這時營養素和廢物則難以運輸進出細胞。當體內飽和與不飽和脂肪平衡時，物質可以輕易進出細胞，使得細胞能夠健康正常地運作。

當細胞的不飽和脂肪 omega-3 和 omega-6 脂肪比例失常時，它們無法發揮最佳的功能。如果你的必需脂肪太少，結果可能導致皮膚乾燥，因為皮膚中的細胞無法保水，此外你還可能會有脫髮和指甲脆弱的現象。如果你的飽和脂肪過多，必需不飽和脂肪太少，長期下來，你的體內可能會發炎，產生關節炎或心臟等疾病。

有益心流的健康油脂包括：

　　杏仁油

　　印度酥油（如果你對乳製品過敏，請避免食用）

　　椰子油

　　特級初榨橄欖油

　　葡萄籽油

　　南瓜籽油

　　米糠油

　　核桃油

酪梨和橄欖這兩種水果也是這份清單的一部分，因為它們含有高比例的健康油脂。

富含必需脂肪酸的食物包括：

深色富油脂魚類，特別是鮭魚、鯖魚、鮪魚

亞麻仁籽

綠葉蔬菜核桃

堅果和種子類

堅果富含脂質與蛋白質，是連結根源系統和心流系統運作的完美食物。以下的堅果是支持心流系統的好選擇，因為它們所含的脂肪：

杏仁

巴西堅果

榛果

夏威夷果

山核桃

松子

開心果

如堅果一樣，一些種子類也富含健康脂肪，對心流有許多益處，其中包括：

亞麻仁

大麻

嬰粟

車前子

南瓜籽

芝麻

葵花籽

亞麻仁籽富含不飽和必需脂肪與一種名為木酚素的化合物，而木酚素的作用類似弱性雌激素，會與體內的雌激素競爭，占用細胞上的受體位

點。如果體內雌激素過高或過低，飲食中添加植物性雌激素如亞麻仁油對身體有益，因為它們會影響體內雌激素的活性，這些種子被認為有助於降低乳癌、前列腺癌和結腸癌的風險。

魚類和海鮮

最具流動性的必需脂肪通常存在於魚類，特別是深色富油脂的魚類，如鮭魚。野生捕獲的鮭魚幾乎是心流最理想的食物，因為它含有必需液態的脂肪。如果這個理由還不夠，那麼鮭魚為橙色，正是心流系統的顏色！而其他有益心流系統的魚類和海鮮包括：

鯷魚

鰱魚

鱈魚

蟹

黑線鱈比目魚

鯡魚

龍蝦

鯖魚

淡菜

刺鯛

牡蠣

河鱸魚

綠鱈

紅鯛魚

岩魚

沙丁魚小鱈魚

海鱸魚

　　板魚

　　魷魚

　　當然，如果你對貝類或海鮮過敏，則要避開這些食物。

　　請注意，目前的魚類供應中存有高含量的甲基汞，對於那些不吃魚或想要限制攝取量的人來說，葉綠色蔬菜、種子（如亞麻仁籽）和堅果類存有少量的必需脂肪酸家族 omega-3 和 omega-6。下以即將提及的 omega-3 補充品是一個很好的替代選擇。

熱帶水果

　　我們的心流系統是我們渴望喜悅、愉快、輕鬆、樂趣和平順的一部分。食用生長於熱帶地區的水果也代表著同樣的屬性，芒果、鳳梨、木瓜、柳橙、奇異果、無花果和椰子都是滋養心流絕佳的例子。

橙色食物

　　如前所述，心流系統的顏色是橙色，橙色食物包括胡蘿蔔、鮭魚、蕃薯、橙色甜椒和柳橙等許多其他食物。從營養層面來看，大多數這些橙色食物都含有 β- 胡蘿蔔素（橙色顏色）和其他植物類胡蘿蔔素，這些化合物是強效脂溶性抗氧化劑，儲存在身體的脂肪區域（例如皮下、腹部），可以保護這些部位免於受到傷害。滋養心流系統的水果包括：

　　杏桃

　　血橙

　　哈密瓜

　　金桔

　　芒果

　　油桃

　　柳橙

木瓜

百香果

桃子

柿子

紅橘

可以維護心流系統的蔬菜包括：

胡蘿蔔

橙色甜椒

南瓜

甜薯

地瓜

當然，動物性產品如鮭魚也是理想的心流食物。

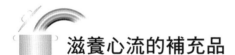 ## 滋養心流的補充品

如果你的膳食不足以維護你的心流，那你可能需要納入補充品協助維護。在這一個段落，我將討論可以維護尿道和生殖健康的補充品，其中包括油脂、維生素、礦物質和藥草。

油脂

除了水之外，油脂是保持體內流動的關鍵。根據它們的本質，油質是流體，當你透過飲食或補充品攝取它們時，你會將這種流動性帶入你的細胞膜。在這篇中我將提供更多關於油脂的各種來源詳細說明，以及它如何協助你的心流。

魚油

心流的完美補充品是魚油，主要由稱為二十碳五烯酸（EPA）和二十二碳六烯酸（DHA）的脂肪酸組成。這些長鏈 omega-3 脂肪是「立即可為身體所用」，因為它們不需要在體內做進一步轉化。因此，它們很容易被多種組織吸收，特別是大腦和眼睛。然而，魚油補充品的純度很重要，因為魚類的供應可能受到海水中存在的高濃度甲基汞污染。為了獲得最佳效果，請務必檢查你的魚油補充品是否沒有「魚腥」味或味道。

研究指出，飲食中缺少這些長鏈 omega-3 脂肪與多種病症有關，例如心臟病、發炎和行為失調。美國心臟協會建議心臟病患者每天使用約 1 公克的 EPA＋DHA，對於那些三酸甘油脂值高的患者，建議使用較高的劑量（2～4 公克），不過長時間服用高劑量可能導致血液凝結產生變化和出血過多。

植物油

琉璃苣油、月見草油和亞麻仁油都是健康的 omega-3 脂肪很好的來源。亞麻仁油含有大量稱為 α- 亞麻酸的 omega-3 脂肪（ALA）；ALA 是 EPA 和 DHA 的前體脂肪，如果你的身體需要 EPA 和 DHA，首先必須經歷 ALA 的大量代謝轉化，這個過程不是非常有效率，因為它可能受到壓力或礦物質不足的影響。研究證實，攝取 ALA 並不會產生與 EPA 和 DHA 相同的效果。然而，ALA 似乎對維持心血管健康很重要，對於那些不吃魚的人來說，亞麻仁油補充品是一種可用的替代品，購買時要儘量選擇有機、冷壓的來源。不要購買裝在塑料容器內的油品，只購買裝在有色玻璃或不銹鋼內的產品，而且不要加熱。像魚油一樣，高劑量的亞麻仁油也會導致血液凝固產生變化。

琉璃苣油和月見草油有時也作為補充品之用，儘管其功效有待爭議。琉璃苣油含有較高的 γ- 亞麻酸（GLA），這是一種抗發炎的 omega-6 脂

肪。因此，補充這種油可能對關節和皮膚狀況具有抗發炎的作用。同樣，月見草油含有 GLA，儘管濃度低於琉璃苣油，但如同琉璃苣油，月見草油也被認為有助於舒緩發炎的症狀，如類風濕關節炎、濕疹、乳房疼痛，甚至經前症候群。

維生素和礦物質

許多維生素和礦物質補充品都可透過對激素、生殖健康的影響，以及它們的脂溶性抗氧化劑作用來維護心流。以下是一些介紹與它們的用途。

維生素B_6

維生素 B_6（吡哆醇）補充品已被證實能夠減少經前症候群症狀，如乳房疼痛、抑鬱和焦慮。目前似乎沒有劑量反應作用，因此應採取較低劑量（50 ～ 100 毫克）以降低副作用的風險。

研究顯示每天 100 毫克維生素 B_6 補充劑，效果與藥物溴隱亭（bromocriptine）一樣，但沒有其相等的副作用。鎂（200 毫克氧化鎂）加維生素 B_6（每天 50 毫克）的組合可以降低經前症候群相關的焦慮，相關詳細資訊，請參閱第七章。

維生素E

雖然大多數維生素 E 補充劑是 α- 生育酚（d-α- 生育酚是天然的形式），但術語「維生素 E」實際上是指八種不同形式的這種脂溶性維生素，其中包括 α-、β-、γ- 和 δ- 生育酚，以及四種生育三烯醇（tocotrienols）。這些黃色油脂存在於未精煉的蔬菜油中，特別是小麥胚芽油和種子類、堅果與穀物的油脂中。

- **功能：** 正如維生素 C 是一種保護性水溶性抗氧化劑，維生素 E 則是另一種保護性脂溶性抗氧化劑，可保護人體內的脂肪免於降解，有

助於細胞膜的穩定性和完整性（類似於脂肪的作用）。每種形式的維生素 E 可能略有不同的功能，目前已進行更多研究關於它們對健康的益處。

- **缺乏：**這種情況很罕見，但可能發生在那些不攝取脂肪的人身上，或是採取限制脂肪飲食的個體。症狀包括細胞膜（特別是紅血球細胞）的完整性降低、溶血性貧血、肌肉無力、神經系統疾病、不孕症、經前症候群，以及慢性疾病如癌症、動脈粥狀硬化和類風濕性關節炎的風險增加。

- **使用過量：**使用過量會導致疲勞、頭痛、出血、視力模糊、皮疹、腸胃道不適和肌肉無力。

- **交互作用：**不要與具有抗凝活性的補充劑或藥物一起使用。高劑量維生素 E 可能會影響維生素 A 和 K 的生理作用。此外，維生素 E 補充劑可能會增加特定藥物的代謝，從而增強其作用。

- **與心流的關係：**維生素 E 是一種脂溶性抗氧化劑，有助於預防脂肪氧化。

鈣

如同鎂一樣，鈣存在於各種組織中，包括細胞外液。那些攝取富含鈣食物較多的婦女其經前症候群的症狀往往相對較少。每日攝取 1200 ～ 1600 毫克的鈣補充劑——劑量可視需要調整，取決於飲食——已被推薦為治療女性經前症候群的一種選擇。一項與使用安慰劑婦女的對照實驗指出，每天攝取 1000 毫克鈣劑長達三個月的婦女，她們的水腫、疼痛和情緒困擾的經前症候群症狀有減緩的趨勢。此外，鈣最好與維生素 D 一起使用，相關詳細資訊，請參閱第五章。

鎂

鎂存在於浸潤細胞的液體中，連結細胞到細胞之間物質的運輸，以及連接到心流系統。此外，透過改善經前症候群的症狀，如水腫和情緒不定，它與心流有密切的關係。經實驗證實，每日劑量 200 ～ 360 毫克的鎂即可發揮效益。相關詳細資訊，請參閱第八章。

硒

硒是一種金屬物質，存在於堅果（特別是巴西堅果）、螃蟹、肝臟、魚、家禽和小麥等食品中。

- **功能：** 這種礦物質可以預防脂肪分解，尤其是與維生素 E 結合使用，有助於抑制某些腫瘤形成，並且是身體內特定蛋白質功能和甲狀腺激素生產時所需的礦物質。
- **攝取：** 研究指出體內含有較高硒水平的個體其罹患癌症的風險會降低，每天補充 200 微克硒可以降低癌症發病率 25％。
- **缺乏：** 缺乏這種礦物質會導致癌症、高膽固醇、心臟病、疲憊、生長障礙和感染。
- **使用過量：** 體內硒過多可能產生大蒜氣味、噁心、嘔吐、腹痛、疲勞、煩躁、脫髮、皮膚發疹、皮膚變黃、肌肉壓痛和震顫。
- **交互作用：** 維生素 C 和鋅可能會降低硒的吸收力，另外，不要與具有抗凝血作用的補充劑或藥物一起使用。
- **與心流的關係：** 透過這兩種方式：與維生素 E 合作保護脂肪的完整性和抗癌作用，硒與心流有關。

維護尿道系統

心流監測體內調節水分的組織，這種活動主要的器官為腎臟和尿道，它們有助於身體去除多餘的液體和毒素。其正常機能影響整個系統，包括

身體的電解質水平、肌肉收縮、神經傳導、血壓和體內各區間的酸鹼值。這些器官的問題症狀可能源自於尿道內微生物的累積，然而，特定的營養活性物質可以預防這種積聚並且清除尿道的細菌。

當尿道出現症狀時，你不妨思索一下以下的問題：

- 我的體內有什麼毒素：情緒、心理或生理需要經由我釋放出來？
- 有什麼情緒是我不願意釋放？
- 我要如何發掘內心的創造力？
- 我是否勇於面對恐懼？

熊果和蔓越莓提取物這兩種藥草補充品都有助於維護泌尿道系統。

熊果

熊果葉（Uva ursi）含有許多活性物質，包括苦味熊果苷，它可以支持其作為尿道消毒劑的活性，並且可作為利尿劑，有助於一些腎臟和膀胱疾病。它對子宮可能也具有保護作用，並且可以強化心臟肌肉。不過，這種植物不建議用於懷孕或哺乳期婦女或兒童。它應在合格的衛生專業人員監督下短期使用。熊果會使尿液呈棕綠色，並且導致一些人的胃不適，甚至產生肝毒性的狀況。

蔓越莓提取物

蔓越果實提取物和蔓越莓汁以其預防細菌黏附尿道的能力聞名，因此，它們有助於尿道感染。蔓越莓果實含有許多酸化尿液的植物化合物。脊髓損傷和膀胱功能障礙的患者，補充蔓越莓提取物錠劑長達一年可以顯著降低尿道感染的發生率。請注意，蔓越莓汁和提取物可能會干擾一些藥物的代謝，不要與具有抗凝血活性的補充劑或藥草一起使用（特別是華法林 warfarin，一種口服抗凝血劑），此外，避免攝取含有添加糖的蔓越莓汁。

維護激素

　　由於心流與生殖器官連接，因此心流是許多激素活動的樞紐。通常，植物雌激素已被用來充當體內的弱雌激素，以阻斷雌激素的強烈作用，鈍化與雌激素結合受體的生理效應，或在缺乏雌激素個體身上（如更年期）增強弱雌激素的效應。它們的作用像雌激素，因此這些物質在體內可能還有其他作用，例如針對骨骼或神經傳導物質。由於具有類雌激素作用，那些具有激素敏感性癌症史的個體應在服用含有植物雌激素的補充劑之前諮詢他們的衛生專業保健人員。當激素失衡時，我們需要檢視內在的女性和男性元素是否平衡。當然，無論我們是男是女，我們都有女性元素的本質——感性、溫暖、敏感、直覺和慈悲，以及男性的面向——自信、獨立、權威、分析和領袖力等。如果你有激素問題需要治療，你不妨思索你的陰柔和陽剛面之間的動能，它們是否平衡？或者誇張偏向一面？你是否能夠自在地展現這兩種特質，或者另一面受到壓抑？

　　檢視這些面向或許能夠說明你的激素失調的一些問題。

　　以下是一些有助於維護激素和平衡心流的藥草：

黑升麻（Black Cohosh）

　　這種北美植物（*Cimicifuga racemosa*）的根部可以減少更年期症狀，特別是熱潮紅，在傳統上它也被用於促進分娩。此外，初步研究指出它可能有利於骨骼健康。其副作用包括胃腸不適、皮疹、頭痛、體重增加、乳房觸痛和陰道出血。在某些情況下，有報告指出肝臟損傷的情況。由於它可能會影響各種藥物的新陳代謝，如果你正在服用任何藥物，在使用前務必諮詢你的醫療保健人員。具有乳腺癌或乳腺癌家族史的婦女應避免使用，因為目前尚未確定其是否會影響激素敏感性癌症。目前每日 20～40 毫克的特定黑升麻提取物已被用於一些研究以治療更年期的症狀。

貞潔樹果（Chasteberry Fruit 聖潔莓果）

這種果實（*Vitex agnus-castus*）已被用於治療與激素相關的月經症狀，包括經前症候群、乳房疼痛和經痛。服用這種補充劑的人要瞭解其對激素和神經傳導物質的影響可能造成藥物交互作用，進而影響療效。此外，建議那些具有激素敏感性的人避免服用這種植物，其副作用包括腸胃道不適、頭痛、瘙癢、皮疹、痤瘡、失眠和月經不調，其劑量範圍很廣泛，取決於獨特的配方。

吲哚-3-甲醇（Indole-3-carbinol）／二吲哚甲烷（diindolylmethane）

吲哚 -3- 甲醇（I3C）是十字花科蔬菜的成分（例如綠花椰菜、布魯塞爾芽菜），當攝取 I3C 並接觸到胃酸時，它會轉化成許多活性代謝物，包括二吲哚甲烷（DIM）。I3C 和 DIM 補充品已被用於平衡激素，並且預防各種類型的癌症，其中包括乳腺癌、子宮頸癌和子宮內膜癌。

研究指出，它可以大幅減少子宮頸扁平上皮異常增厚（子宮頸異常細胞）的機率，而 I3C 的臨床研究比 DIM 多。目前具有爭議的是關於這些是否可能助長那些已經處於癌症初期階段的腫瘤形成。其副作用包括皮疹，以及在極少數情況下，肝酶升高的現象。治療子宮頸扁平上皮異常增厚和平衡激素的常用劑量為每日 200 ～ 400 毫克，在某些情況下，低劑量的療效比高劑量好。

紅花苜蓿（Red Clover）

紅花苜蓿（*Trifolium pretense*）的花已被用於各種婦科疾病，包括更年期症狀、熱潮紅、乳房疼痛和經前症候群。它們含有異黃酮，具有弱雌激素效應和調節雌激素活性。其副作用包括皮疹、頭痛和噁心，不要與具有抗凝血活性的補充劑或藥物一起使用，由於它可能會改變幾種藥物的新陳代謝。如果你正在使用任何藥物，使用前請諮詢你的醫療保健專業人

員。具體而言，補充紅花苜蓿可能會干擾口服激素如雌激素和口服避孕藥的代謝，因此具有激素敏感病症風險的個體應避免使用。舒緩熱潮紅的典型劑量範圍為每日 40～160 毫克。

大豆異黃酮（Soy Isoflavones）

大豆的異黃酮部分，特別是金雀異黃酮（*genistein*）可能有助於一些個體的更年期症狀，每日劑量為 35～120 毫克，其副作用包括腸胃不適和頭痛。紅花苜蓿列出的注意事項也適用於大豆異黃酮，那些對大豆敏感或過敏的人應該避免使用。

維護腸道

正如不同的脂肪在體內必須保持一定的平衡，在我們體內生活的不同微生物也是一樣。在下腸道培養健康細菌是維持腸道健康與避免微生物過度生長的必要條件。這些細菌需要餵養益生元或特殊纖維，以保持其活性並產生有益於結腸的健康物質。與心流系統有關的機制有助於釋放卡住的問題，並且將碎片清除。

我觀察到，下腸道出現症狀的人在某種程度上與無法放下有關──無論是關於創造力、情感或關係，還是那些已不再適合他們的任何事情，這時可以利用水的療癒元素，透過沐浴、蒸汽房或補充更多水分等來擴張或釋放。

益生元（Prebiotics）

為了保持腸道健康細菌的蓬勃發展，你必須餵食它們，它們的食物來源是益生元或來自水果和蔬菜的長鏈糖，包括蘆筍、朝鮮薊、洋蔥、菊苣根和韭菜。這些食物無法被體內的消化酶分解，但它們可以被結腸內的細菌代謝。常見的兩種益生元補充來源包括低聚果糖（FOS，又名為果寡

糖）和菊粉。由於這些都是促進腸道內特定細菌的生長，因此可以與益生菌補充品一起使用，一般的日劑量為 4 ～ 10 公克。每天超過 8 ～ 10 公克的高劑量可能導致排氣、腹脹和腹痛，因為腸道細菌漸漸發酵。一開始先從少劑量，隨後逐漸增加，以建立你的腸道耐受力。

益生菌（Probiotics）

如果沒有足夠的益生菌，腸道的結構可能會降解，進而導致腸道免疫力下降和腸道蠕動受損，結果造成痙攣、腹脹、鬆散或便秘的糞便，以及導致疲勞。兩種最常見具有益生菌效益可對抗這些問題的微生物為乳酸桿菌和雙歧桿菌。為了保持健康的腸道和免疫系統，你可以試著補充存在於優格中眾多的有益菌株之一乳酸桿菌：L. acidophilus、L. amylovorus、L. brevis、L. bulgaricus、L. casei、L. crispatus、L. delbrueckii、L. fermentum、L. lactis、L. plantarum、L. reuteri、L. rhamnosus、L. salivarius、L. helveticus、L. paracasei；另一種雙歧桿菌：B. bifidum、B. breve、B. infantis、B. lactis、B. longum 也有助益。

各種組合或劑量的這些細菌口服治療法已用於急性腹瀉、細菌過度生長、異位性皮膚炎、免疫功能障礙、念珠菌症、腸激躁症候群（IBS）和潰瘍性結腸炎。當有益菌的數量超過非益菌的數量時，身體更容易保持在健康的狀態。如果你正在服用抗生素，那麼至少要在服用抗生素幾個小時後服用益生菌補充劑。

植物營養素

植物本身含有植物營養素，這些化合物有助於保護它們免受細菌、真菌和其他威脅，它們也被稱為「植物生化素」（簡稱為植化素），這兩個術語源自希臘詞根「phyto」意指「植物」。食物如全穀物、堅果、豆類和茶都富含植物營養素，而用於平衡心流系統最重要的食物含有大量一種

名為 β-胡蘿蔔素（來自類胡蘿蔔素家族）的化合物。

β-胡蘿蔔素

β-胡蘿蔔素是橙色色素，屬於類胡蘿蔔素的紅、橙和黃色系列，存在於水果和蔬菜中，如胡蘿蔔、蕃薯、杏桃、桃子和木瓜。由於其橙色，這種類胡蘿蔔素屬於心流系統。大多數從食物或補充品攝取的 β-胡蘿蔔素會在體內轉化為維生素 A。體內剩餘的 β-胡蘿蔔素會累積在皮膚、腎上腺和黃體中。β-胡蘿蔔素沒有每日建議攝取量，不過缺乏可能與自由基和免疫系統低下造成細胞受損有關，然而攝取過多則會導致皮膚呈黃橙色，特別是手掌和腳底。

如同其他抗氧化劑，補充品形式的 β-胡蘿蔔素其作用有兩種，一種為保護性抗氧化劑，另一種為潛在有害的促氧化劑，取決於環境。一些人口，如吸菸者和暴露於高濃度石棉的人，已被證實無法受益於 β-胡蘿蔔素補充品。我的個人偏好是補充所有類胡蘿蔔素（通常在膳食補充品標籤上標記為「綜合類胡蘿蔔素」）而不是單一的形式。還有，由於類胡蘿蔔素是脂溶性，所以最好與脂質一同攝取。

07

黃色的火焰

*我一直向外尋找力量和自信，但它其實來自於內心，
而且一直都在。*

——安娜・佛洛伊德（Anna Freud）

關鍵字

　　成就、達成、自信、自我、火焰、目標、啟發、顯化、力量、存在、
自尊、轉化、黃色

　　火焰系統是我們的權力所在，這就是為何我把它與黃色連結在一起，
就像太陽的金色光線。根據我的研究，我發現高達 80％ 的北美和歐洲人
都有一個主要的火焰失衡問題，原因來自於我們生活在一個渴望權力、充
滿壓力的社會，對我們的期望總是愈來愈多。當需求和責任逐漸升高，我
們在這個混亂中力求平衡的能力變得愈來愈困難，我們透過說「是」而非
「不」來遷就，久而久之，我們感到生活負擔沈重，一切變得單調乏味，
最終我們將會崩潰到筋疲力竭的狀態。

　　整體來說，你的火焰以及你的所有存在都在回應這個過度的時代，我
們活在一個爆量的能量轉移時代，而且速度愈來愈快。例如，我們有互聯
網、電子郵件和無線設備，所以持續不斷的信息總是從四面八方而來。但
是，當我們吸收太多資訊時，會使我們難以整合。

例如，山姆來找我時抱怨他的體重一直增加，仔細檢視後發現，他正在辦理離婚，工作經歷重大的變動，他的女兒在學校遇到問題。他每晚幾乎睡不到三個小時，通常，他不是忘記吃飯就是當孩子們都上床後在深夜隨便吃。他的內部能量正在嚴重消耗中，他在生活上都沒有做任何事情來滋養自己。一旦他開始更規律吃飯，並且吃某些食物後，他更能集中精神展開新的工作，而且每晚睡足六個小時。幾個星期後，他的體重慢慢下降。四個月後，他決定參加馬拉松，就像十五年前一樣，現在他已經有體力跑馬拉松了。

當能量消耗太多時，會使身體無法獲得能量進而導致心力交瘁，並且造成慢性疾病，特別是集中在消化器官方面的疾病。例如，我們的胃可能失去分解和轉化食物的能力，導致胃中未消化的食物發酵，進而演變成胃酸逆流，甚至是潰瘍。

火焰就像是你儲存的能量賬戶，請好好檢視一下你的能量流，在任何時刻，你都有一定的精力。許多人認為他們的能量與過去或未來有關，因此他們在當下往往沒有能量。當你感到力竭時，你必須留意你如何善用你的內部資源。某些外部環境是否會讓你枯竭？是否有其他活動可以恢復你的能量？

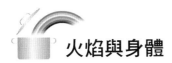

火焰與身體

火焰系統連結到負責轉化過程的身體器官，也就是消化系統，其中包括食道、胃、胰腺、小腸、肝臟和膽囊。你的火焰系統是你的生理關係與食物的中心，它代表食物訊息的轉換，以及身體將訊息解碼成信號的能力。營養物質指示你的身體轉化，即稱為新陳代謝或建構和分解反應的總稱。在細胞層面上，該中心與你的線粒體或你的細胞動力室相連，其功能

是從食物提供的原料中提取原始的能量。

在生理層面上，火焰系統平衡的人往往擁有強健的消化和代謝能力，他們通常有著中等體型，體重在一般標準，這些人「幾乎能吃任何東西」，而且都可以消化掉，他們往往能夠在一次進食中消化相對較多的食物。此外，火焰系統健康的人耐力持久，通常其身體和精神上的活動都很活躍。

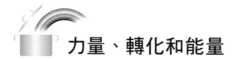

力量、轉化和能量

食物代表許多層次上的能量，從身體到精神，所有這些能量都賦予我們生在世上所需的力量，無論是邁出一步、說出一個字、還是思考。我們的身體配備了必要的器官，將食物的能量轉化為可以使用的能量，火焰系統就是這個轉換中心，它提供一個集中區域來消化和吸收我們吃下的食物。沒有其他系統像火焰系統這般具有專門釋放能量的功能。我們吃下的食物會改變我們，如果它承載著滋養的能量，我們就會得到滋養，如果它懷著憤怒的能量，我們就會承接這種憤怒，我們的火焰是解開食物信息的關鍵。

以下是一些簡單的問題，你可以問問自己以協助你的火焰系統保持明亮與平衡：

你是否會避免暴飲暴食或吃得太少？

力量意味著強大的能量，當我們有力量時，我們的身體會活絡起來，帶給我們方向和專注力。當我們能夠適當提供身體燃料時，它們可以清楚地收到食物的訊息，協助我們專注於眼前的任務。許多人失去辨識自己能量是空還是飽滿的能力，當我們暴飲暴食時，我們反而使我們器官的轉換

功能不知如何應變。我們的胃會有不舒服的感覺，因為它們無法處理進來的食物。

它們會產生脹氣和酸化，並且將未消化的食物釋放到小腸以備日後消化，但小腸未必能消化過量的食物，也可能無法分泌足夠的酵素來分解澱粉，而肝臟或許也無法分泌足夠的膽汁來溶解我們攝取的脂肪。

當你暴飲暴食時，你會損害身體將食物轉化為能量的能力，在這個過程中，你甚至可能消耗能量。想想你參加過的任何幾次大型晚宴，當你在進食後反而感到沉重和昏睡。任何形式過量的輸入（包括食物）都可能造成轉換能力的負擔。

另一方面，吃不飽可能會導致能量短缺。當你沒有進食時，你的能量就會變低，如同暴飲暴食一樣，唯一的區別是這一次你是因為缺乏能量「資金」造成體力不支。在這種情況下，你可能也很難以集中精力。從食物中快速釋放出來的葡萄糖可以協助你的大腦發揮更好的功能。當你缺乏食物時，你會耗損你的專注潛力。

最好你要重新訓練自己與身體的飢餓感接觸，留意飢餓感在你的腸道區域生起，而不是單純「想到」飢餓。你的肚子有咕嚕咕嚕叫嗎？這個區域是否覺得空空的？如果你有這些感覺，這表示你的身體要你補充能量、力量和燃料，以便你能夠過一個轉變的生活。這是一個來自火焰系統的信號提醒你已經投入太多精力，現在需要補充一些能量。但是，當你在進食時，不要填滿你的系統，各種說法都贊成 80％ 的飽足感是最佳的攝取量。我的建議是吃適量的食物，然後飯後你還可以輕鬆走動，也許是輕快步行。確保進食後不覺得疲累，因為這可能是吃太多的跡象！記錄你的食物攝取量或許有用，在飯前和進食後評估你的飢餓情況，以瞭解你的飲食情況。1 代表「非常餓」，10 代表「非常飽」。然後看看你的分數是多少，你是否對你的分數感到驚訝。透過留意你的火焰系統和你的飢餓時間，你將更能處理日常生活的壓力。

你能區分耗損和提供能量的食物嗎？

有些食物給你最佳的能量，有些則會耗損你的能量，你要學會分辨其中的差異。你是否曾經有過這種經驗，在吃下一小部分特定的食物後整個人感覺到疲憊不堪？每個人對這些食物的反應不同。此外，你可能在一天的不同時間或生命中某個時期對食物產生不同的反應。我的一位客戶曾說：「每次喝柳橙汁就感覺到肚子裡好像有碎玻璃。」即使大多數人可能喜歡、渴望和需要柳橙汁，但有些人可能在喝下後會產生反應。通常從你的胃會得到一個快速明確的反應，以確定某種食物是否適合你。

當你吃下耗損能量的食物又暴飲暴食時，你的火焰系統肯定有麻煩。卡翠娜傳達她在吃下大量墨西哥小麥玉米餅當午餐後，她在床上躺了幾天的情況。她知道小麥對她不好，但她還是吃了一些玉米粉圓餅。當然，她知道這種組合會導致嚴重的不平衡。

另一方面，有些食物可能讓人能量迸發。蘇說：「每次吃清蒸綠花椰菜時，我就感覺到自己充滿美好健康的能量，這是讓我運轉更好的燃料。」

你是否規律和頻繁地進食？

確保一整天能量穩定的最佳策略是每天吃五到六次小餐，當你整天採取少量多餐時，你就可以好好消化這些食物。此外，你也可以保持血糖值穩定，而不是可能讓你感到不適、頭暈和疲憊忽高忽低的血糖值。規律飲食確保你有適量的燃料，以保持一整天都能量飽滿。不過少量多餐未必適合每個人，保持與你的火焰同步評估你的能量進出，這樣你才會知道什麼方式最適合你。

在一天中的某個時段，你的消化能力比其他時段好。例如，在阿育吠陀傳統醫藥系統中，中午被視為是代謝燃燒最明亮的時間，這時身體消化食物的能力最好。反之，深夜進食你的轉換能力正處於最低點，你無法以

提振的方式有效地處理食物。人們通常需要一定程度的訓練才能扭轉這種晚餐吃太多的模式，不過身體很快就能適應。

你知道什麼時候要吃「熱」食嗎？

火和熱與火焰系統相輔相成，透過火的元素轉化，烹調食物改變其結構，從而改變其消化率。當我們吃生冷食物時身體會變寒，使消化器官需要更努力去消化植物性食物中強韌的天然結構。不過當我們將食物烹煮過後，其結構會產生改變，通常會讓食物變得更容易吸收，也就是中醫往往不建議用腦過度（脾氣虛）的人食用生冷食物的原因。

從火焰系統的角度來看，這個觀念自有其道理。如果你是一個用腦過度的人，你可能會耗盡太多火焰在思考，以至於沒有太多能量供給消化道去處理生冷的食物。煮熟的食物通常對那些消化不良的人來說會更好，因為他們體內的酶可能不會太多，或者其器官功能較弱。對於一些火焰旺盛的人來說，吃一些生冷的食物或許有益，因為它們可以幫助驅散一些悶燒的火焰，並具有「冷卻」的效果。

辛辣食物是另一種「熱食」，像黑胡椒這樣的香料可以加速消化吸收過程，加快火焰系統的速度，它們會促使身體發熱，進而出汗。我觀察到，在更多心理層面上，喜歡辛辣食物的人渴望生活中的刺激和溫暖，他們的火焰系統可能不夠振奮，所以他們透過辛辣的食物提供這種特質。

與火焰有關的飲食活動

1. 確定哪些食物會「左右」駕馭你的能量，例如你是否要吃某些食物才能帶給你能量？你是否渴望某些食物？是否有些食物讓你吃下後感覺「無力」，因為它們竊取你的生命能量？例如吉姆對咖啡成癮深感困擾。一整天下來，他覺得自己全身充滿含咖啡因的飲料，從早上幾杯黑咖啡到下午幾杯軟性飲料。有時，如果他打

算在晚上出門，甚至需要喝一杯提神飲料。有一天，他跳過早上一杯咖啡因的例行公式，結果午後沒多久就變得極度疲憊不堪，他覺得自己就像一個殭屍，毫無生氣也沒有幹勁。深入瞭解後，他發現咖啡因已經控制了他，他大部分的精力都是取決於他的咖啡因攝取量。為了不讓自己被這種物質驅使，他決定減少攝取量並提早上床睡覺，並且全天以小快步走路來重新為自己注入活力。另外，他還利用美味、高升糖指數食物如綜合堅果來取代高糖的零食。你可以嘗試這個方法，探索你的力量與食物的關係，看看你是否可以找到解決方案，即使不靠咖啡因也能更有力量。

2. 檢視你的生活的甜蜜程度。從一分到十分，十代表最甜蜜和充滿喜悅。你的分數透露什麼訊息？你的甜蜜度是否需要調整？列出五件非關食物的事，可以滋養你的火焰和滿足甜蜜生活的需求。

3. 列出在食物和飲食方面消耗你的能量之處。留意你是否吃太飽、吃不飽或吃太快？你花太多或太少時間烹調？你是否匆忙進出超市採購，還是你發現自己好像進入時間隧道，迷失在眾多的產品中？

4. 用餐時你是否毫不用心？在吃飯時，你發現自己都在做什麼，甚至在想些什麼？觀察吃飯時你的焦點放在哪裡？

5. 透過以下的練習，每天全心全意吃一種食物：用手握著葡萄乾，閉上你的眼睛感受它的質感，感覺蘊藏在其皺褶結構中的力量，想像美好的陽光嵌進每一條皺褶裡，現在睜開眼睛仔細觀察，不是一般的觀察，而是用理解與慈愛的眼神去觀察，領會這些有生氣葡萄乾的詩意，回想一下它原本是柔軟的葡萄，現在變得如此柔脆，它來自哪裡？如何輾轉旅行來到你手上？它是如何與原生植物連結？感受它內在相互之間的連結，並且透過你的眼睛感受這些連結。現在把它放在你的嘴裡，在開始咀嚼之前，先感受舌

頭上的感覺，它立即出現甜蜜感？它傳達什麼訊息給你？看看你可以咀嚼一顆葡萄乾多少次，每一口都用心咀嚼。在吞嚥之前，想想生活中你想要的東西，例如平衡，並且將「平衡」的意圖注入到葡萄乾，然後吞下並想像你吃下葡萄乾所有的營養和良善的意圖。

6. 將壓力如何影響你的飲食記錄下來。想出三種抗壓的方法，每週執行一種方式。到了月底你的感覺如何？你的生活有何變化？

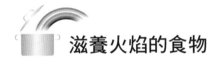

滋養火焰的食物

滋養火焰的食物可以提供持續的能量，以保持內部火焰燃燒旺盛。某些碳水化合物可以供給火焰所需的一切，從快速提升能量如葡萄糖到持久糖源如纖維等。

碳水化合物

碳水化合物有幾種類型，包括單糖類、複合澱粉類和纖維。每種類型的碳水化合物都有不同的代謝效應，並且以獨特的方式影響你的火焰系統。此外，你攝取的碳水化合物數量和質量對平衡你的火焰至關重要。

碳水化合物的數量

飲食中考慮碳水化合物與其他主要營養素的比例，如蛋白質和脂肪非常重要。關於飲食中碳水化合物的最佳比例議題似乎永遠爭論不休。高碳水化合物飲食或總能量超過 60% 的碳水化合物對大多數人而言是過量的；而極端的低碳水化合物飲食，或總能量碳水化合物在 20～30% 範圍內的飲食，對某些人而言可能無法滿足。你可能要根據你的內部能量需求

調整飲食中的碳水化合物含量。

升糖指數

　　碳水化合物有不同的類型，從單一的糖到複合的澱粉，每種提供特定的類型和定額的能量。如果你需要緩慢釋放能量以保持一致的輸出量，這時最好攝取緩慢釋放糖（葡萄糖）到血液中的碳水化合物，這種碳水化合物通常具有「低升糖指數」。通常大多數低升糖指數碳水化合物被稱為複合碳水化合物，例如，扁豆就是一種兼具低升糖指數和複合碳水化合物的食物。另一方面，蘋果可算是一種快速的能量來源，因為它由單糖組成，然而它所含的糖主要是果糖，具有低升糖效益。

　　若要更瞭解升糖指數，請試著想像糖進入你的血液如同水從水龍頭流出。如果你的水龍頭全開，水會迅速流出，很快就會注滿水槽。相同的道理，當你吃升糖指數高的食物時，食物中的單糖迅速流入血液，血糖升高。另一方面，當你吃升糖指數低的食物，食物中的糖緩慢進入血液，水龍頭每隔幾秒鐘才流出一點水。可以滋養你的火焰系統的低升糖指數食物有穀物、豆類和蔬菜等。那些高升糖指數的食物效益不大，只是一種「速戰速決」的方法。一些消耗火焰的高能量食物為：

　　　　添加糖的果汁

　　　　高糖甜點如蛋糕、餅乾、甜甜圈、冰淇淋、糖果

　　　　加工早餐穀物脆片

　　　　澱粉點心，如餅乾、薯片、玉米脆片

　　　　澱粉類蔬菜如玉米和白色馬鈴薯

　　　　精製穀物加工品（如貝果、鬆餅、切片土司）

　　　　白米

　　科學研究指出，吃低升糖指數的食物對整體健康有益，包括改善體重、平衡血脂、穩定血糖和胰島素，以及更能控制食慾。與其讓你的飢餓

使你失控，甚至控制胃口，不如利用低升糖指數食物來協助你更擅於控制飢餓，並且帶給你能量！

　　不過要小心，並非所有低升糖食物都是健康的，同時並非所有高升糖食物都是不健康的。例如，冰淇淋是低升糖食物，而西瓜可能會引起高升糖的效應。因此，使用升糖指數作為評估哪些食物適合你的火焰只是其中一個選擇的因素。

纖維

　　纖維是指不能消化的植物部分，基本上纖維有兩種類型：可溶性和不溶性。不可溶性纖維是透過消化道但無法消化的碳水化合物，它們通常被稱為「掃帚」，因為它們在通過長長的腸道後可以帶走腸道內其他的物質，這些纖維用來移動腸道內消化的食物和其他分泌物。纖維存在於水果、蔬菜、穀物、堅果和豆類的外皮，也就是在保護這些食物的完整性。

　　另一種類型纖維稱為可溶性纖維，有助於維持你的能量。這些纖維存在於植物的不可溶性纖維外皮下。例如，蘋果的紅色外皮為不可溶性纖維，白色的果肉則含有可溶性纖維。可溶性纖維具有一種能夠在液體下膨脹的結構，它們會變得黏稠呈凝膠狀，並且能夠形成基質以捕獲如糖的微粒，使它們可以緩慢釋放到血液中，這種延長釋放時間有助於透過穩定血糖來調節你的能量輸入。

　　不幸的是，大多數人無論哪種類型的纖維都攝取不足！當你從事激烈的腦力或體力活動時──體育比賽或甚至在辦公室工作，攝取高纖維食物非常重要。這些食物可以預防血液中葡萄糖劇烈波動，在短時間內急劇升高並迅速下降。高纖維食物可以穩定釋放到血液中的葡萄糖值，以保持恆定的能量水平。

　　不可溶性纖維的優質來源食物包括：

　　水果

　　堅果和種子

　　蔬菜（胡蘿蔔、小黃瓜、節瓜）

　　麥麩

　　全穀食物

可溶性纖維的優質來源食物包括：

　　亞麻仁餐點

　　水果和果汁（蕃薯、李子、莓果）

　　豆類（乾豌豆、扁豆）

　　車前子殼

　　蔬菜

　　全穀物（燕麥、裸麥、大麥。如果你患有乳糜瀉或麩質不耐症，
　　請避免攝取含有麩質的穀物。）

釋放快的糖類和甜味劑

　　釋放快、迅速爆發的單一糖類：餅乾、軟性飲料和糖果等食物可能會阻礙或使你的能量供應失衡。這些食品往往為加工和精製，不是完整與複合的食物。例如，吃柳橙與喝柳橙汁在體內的反應完全不同，柳橙汁是從一個以上的柳橙中收集成單糖製成，這其中糖分很高，可以提供身體迅速爆發的能量，然而吃下整顆柳橙，其中來自基質的天然糖會緩慢地釋放到血液中。

　　富含單糖食物會導致能量爆發迅速進入身體，其中少了代償性的穩定輸出。事實上，身體大部分的消化和代謝資源被用來處理身體在攝取這些食物後的平衡。你有沒有留意到在吃下甜食後一小時你會感到疲勞？最初，能量的爆發可能會使你感覺到活力四射，但隨著身體快速處理糖後，你會處在一種「無糖」的狀態，感到無精打采和疲乏，甚至可能進入另一

個吃甜點的循環，再次提高你的能量。如果這種模式繼續下去，你的代謝可能會失衡，並且造成肥胖、代謝症候群和糖尿病等狀況。

糖成癮

大多數人都愛吃糖，當你吃高濃度的人工甜味劑和加工甜味劑，如高果糖玉米糖漿時，你的體內甜度基線會達到一種非自然的狀態。經過一段時間後，你很難找到天然糖或水果可以滿足你一直以來建立的「預期甜度」。真正的問題是：你為什麼渴望這麼高的甜度？你的生活中失去了哪些甜蜜？到底是什麼失衡了？正如你所知道的，承受壓力和責任的人，他們火焰中的能量可能已經燃燒殆盡，因此自然的反應就是尋找食物中的甜度，好讓他們暫時感覺到能量和喜悅。然而，透過這種方式，他們其實是在消耗更多的能量。

當然，高濃度的甜味劑以多種形式變裝，以下是一些天然和人工甜味劑在標籤上的名稱：

阿斯巴甜（Aspartame）

醋磺內酯鉀（Acesulfame potassium）

紅糖（Brown sugar）

細砂糖（Confectioner's sugar）

玉米糖（Corn sugar）

玉米糖漿（Corn syrup）

右旋糖（Dextrose 葡萄糖的一種）

原蔗糖（Evaporated cane juice）

葡萄糖（Glucose）

高果糖玉米糖漿（High-fructose corn syrup）

蜂蜜（Honey）

麥芽糖（Maltose）

糖蜜（Molasses）

糖粉（Powdered sugar）

紅糖（Raw sugar）

糖精（Saccharin）

三氯蔗糖（Sucralose）

蔗糖（Sucrose）

黑糖（Turbinado sugar）

較均衡（升糖指數低）的甜味劑是濃縮果汁和甜菊葉，我個人喜歡蜂蜜和楓糖漿，因為這兩種甜味劑還含有其他療癒的化合物。

珍是一個受制於高濃度甜味劑的典型例子，她早餐吃甜的冷穀物脆片和一個抹上蜂蜜的原味貝果。在上班途中，她會停下來買一杯冰拿鐵。早上十點鐘，她就覺得自己精神不濟，不能專注於工作，所以她吃一些糖果幫助她打起精神，這一開始有用，但很快她就發現自己還是疲憊不堪。到了中午，她昏昏欲睡，所以至少要喝一杯軟性飲料，供給她一些咖啡因，這也難怪她晚上回到家後無法作飯或去健身房運動。然而，一旦珍在飲食中消除所有的加工甜味劑後，她意識到她對糖的渴望在十天內完全戒除。她的味蕾開始習慣整顆水果和健康的天然甜味劑，如蜂蜜。她的疲勞感消失，工作更能發揮所長。改變飲食協助她投入一個晚上的水彩繪畫課來增添生活中更多的甜蜜度，她的火焰恢復了平衡！

全穀物

如果你平時常吃加工的無纖維穀物，例如即食穀物和原味貝果，那你正在耗損你的火焰。事實上，精製穀物似乎是許多人的過敏原食物。由於

它們可以快速釋放糖進入體內，如果我們沒有攝取平衡的非精緻全穀物，我們會很容易因為它們的快速能量而上癮。全穀類如燕麥粒粥（非即時）、煮熟的珍珠大麥、布格麥（bulgur）和蕎麥是優質碳水化合物，是纖維和澱粉的優質來源。我大都建議客戶選擇無麩質穀物，如糙米、小米、藜麥和莧菜籽。

麩質是一種蛋白質，如小麥、大麥、黑麥、斯佩耳特小麥，以及在某些情況下還包括燕麥（被其他穀物污染）。有些人無法消化麩質，因此不能吃大多數的穀物。在過去的五到七年中，市面上已有愈來愈多的無麩質加工產品，這種趨勢可能反映出有更多個體存在麩質敏感的問題，或者可能顯示愈來愈多人意識到麩質不耐受的情況。值得注意的是，這些加工、無麩質產品的糖含量往往偏高。通常，這些產品在除去脂肪、糖或鹽的特定成分後傾向於增加另一種成分。遵循無麩質養生法和食用商店購買產品的人可能會發現自己吃下更多的精製糖，正如我們之前討論的，這對於需要療癒的火焰系統來說並不恰當。有些人攝取太多穀物時，體重會增加。很多時候，他們吃了太多精製穀物，造成他們的血糖提升，並且無法控制食慾，而有些人甚至連全穀物都不能吃，因為他們的消化道無法處理穀物。我建議這些人完全不要吃穀物，當生活取得平衡後，他們或許更有能力處理飲食中的穀物，而不會覺得它們實在難以消化。

然而由於整個社會風氣的影響，我們早已習慣吃穀物，從早餐的煎餅開始，午餐吃三明治，晚飯吃義大利麵……我們用太多精緻的能量來填滿我們的身體。如果將這個與我們面對的外在所有需求連結，你可以看到，我們很容易使我們可憐的火焰系統過勞。我觀察到那些愛吃穀物的客戶往往過著充滿憂慮和壓力的繁忙生活。試著將生活回歸平衡，專注於你的火焰需求，你就不會那麼容易受到穀物的誘惑。

豆科植物

豆類並不適合每個人，但對於那些能夠容忍它們的人來說，它們是蛋白質和纖維類的碳水化合物平衡來源。以下有一些可以考慮納入你的飲食中的豆類：

紅豆

黑豆

眉豆

皇帝豆

白腰豆

無脂豆

泥鰍豆

鷹嘴豆（包括鷹嘴豆泥）

四季豆

腰豆

小扁豆（橙、綠、棕）

利馬豆

綠豆

海軍豆

斑豆

黃豆（乾烤或新鮮毛豆，確保是有機）

白豆

澱粉類蔬菜

像玉米和馬鈴薯這類的澱粉蔬菜對血糖的影響很大，但是在有機生長的環境下，可以少量與其他食物搭配食用。具有健康植物營養素的其他澱粉類蔬菜包括：

橡實瓜

玉米（粗玉米粉）

歐洲防風根

馬鈴薯（紅、紫、金黃、甜）

南瓜

芋頭

冬季南瓜

地瓜

黃色夏季南瓜

絲蘭

低升糖食物

低升糖蔬菜和水果包括：

蘋果

莓果類

綠花椰菜

白花椰菜

櫻桃

深綠色蔬菜（菠菜、羽衣甘藍、蒲公英、散葉甘藍等）

葡萄柚

豌豆

梨

蕃茄

低升糖豆類包括：

紅豆

黑豆

眉豆

黃帝豆

白腰豆

無脂豆泥

蠶豆

鷹嘴豆（包括鷹嘴豆泥）

四季豆

腰豆

小扁豆（橙、綠、棕）

利馬豆

綠豆

海軍豆

斑豆

黃豆（乾烤或新鮮毛豆，確保是有機）

白豆

維護火焰的低升糖堅果和全穀物包括：

杏仁、榛子、核桃等大麥（注意：含麩質）

高纖小麥墨西哥玉米麵餅（注意：含麩質）

堅果與堅果醬（無糖）

燕麥（全燕麥、燕麥粒，選擇無麩質產品）

黃色食物

　　雖然許多黃色食品都是加工品和具有高升糖指數，應該要避免，但有一些黃色、棕褐色或金色的食物有助於你的火焰燃燒更明亮。例如檸檬汁或檸檬水都是肝臟過度活躍的優良補品。此外，如果你對玉米過敏，請避免攝取玉米及其相關食品。維護火焰系統的黃色水果包括：

香蕉

葡萄柚

檸檬

鳳梨

芭蕉

有助於平衡這個重要系統的蔬菜和豆類包括：

玉米（有機全食物）

鷹嘴豆

薑

扁豆

黃色青椒

黃豌豆

黃色節瓜

育空黃金馬鈴薯

最後，有助於你的火焰燃燒旺盛的穀物包括：

莧菜籽

糙米

粗玉米粉（cornmeal）

小米

義式玉米粉（Polenta）

藜麥

全穀麵包

全穀早餐脆片

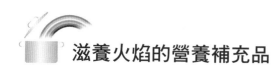 滋養火焰的營養補充品

許多人都有消化道的問題。火焰系統存在許多飲食的問題,如麩質不耐受、穀物和豆類不耐受或過敏,以及所有甜味劑攝取過量等。事實上,對火焰來說,似乎去除食物比添加食物的比重還要大。在本節中,我將討論哪些補充品可以協助你恢復火焰系統的平衡狀態。

可溶性纖維

對於大多數人來說,我們的火焰系統不斷處於超負荷的狀態,就像是蠟燭兩頭燒。為了維持你的能量儲備量,要選擇緩慢釋放和複合的碳水化合物來源,例如可溶性纖維以長期持續供應能量。在補充品中,你可以使用車前子、關華豆膠(guar gum)和果膠製成的散裝可溶性粉末,它們有助於清除腸道內的毒素並且軟化糞便。這些可溶性纖維的作用來自於它們在食用後會膨脹並且產生膠黏性(這就是為什麼它們在與水混合後要馬上食用的原因)。膳食中包含可溶性纖維有助於減緩糖釋放進入血液,因而有益於平衡血糖。在腸道的下半部分,可溶性纖維可以透過細菌發酵製造營養素,如保持結腸健康的短鏈脂肪酸營養成分。平日要確保交替你的膳食纖維補充來源,因為有些消化不良的人可能對一些纖維產生不耐受。

維生素和礦物質

許多維生素和礦物質可以維護火焰系統,例如維生素 B 群:八種水溶性維生素,其中包括 B_1(硫胺素)、B_2(核黃素)、B_3(菸酸)、B_5(泛酸)、B_6(吡哆醇)、B_7(生物素)、B_9(葉酸)和 B_{12}(氰鈷胺),這些對火焰系統的健康必不可少。儘管這些維生素 B 各有其功能,但綜合使用時,它們都能助火焰系統一臂之力,協助碳水化合物、蛋白質和脂肪產

生能量。

維生素B$_1$

維生素 B$_1$（硫胺素）是存在於全穀物、豆類、肉類（特別是肝臟）、蛋黃、蔬菜和水果中的一種水溶性維生素。

- **功能：**這是代謝碳水化合物的重要營養元素，攝取大量的碳水化合物會增加體內對硫胺素的需求。維生素 B$_1$ 對於神經系統活動、大腦功能和認知也非常重要。
- **缺乏：**攝取大量精製碳水化合物或酒精飲食的人容易受到硫胺素缺乏症的影響，其中主要臨床表現為一種名為「腳氣病」的疾病。腳氣病反應在神經系統症狀如神經痛、誇張的反射動作，以及手與手臂的感覺變遲鈍等，又稱為「乾性腳氣病」。反應在心血管症狀，如心跳加快、心臟增大和呼吸困難等，則稱為「濕性腳氣病」。
- **使用過量：**副作用並不常見。
- **交互作用：**消耗大量的咖啡和茶可能促使硫胺素轉變成無法被身體利用的形式，不過這種情形可以透過攝取足夠的維生素 C 或攝取足夠的硫胺素來預防這種反應。生鮮魚類和貝類含有降解硫胺素的酶，然而在烹飪後則可能使這種酶失去活性。
- **與火焰的關係：**硫胺素是代謝碳水化合物所需的一種維生素。

維生素B$_2$

這種水溶性維生素也被稱為核黃素，存在於乳酪、蛋黃、魚類、豆類、肉類和牛奶之中。

- **功能：**核黃素透過細胞呼吸作用或利用大量營養素的能量來幫助進行碳水化合物、脂肪和蛋白質的代謝。此外，它也是紅血球細胞形成、抗體產生和色胺酸代謝的必需維生素，同時也有助於腕隧道症

候群。

- **缺乏：**缺乏可能導致口角破裂或疼痛、皮膚炎、脫髮、光敏感、思緒變差和眼部疾病。劇烈運動可能會增加身體對核黃素的需求量。
- **使用過量：**目前在人類身上並未發現已知的毒性反應，但在極高劑量的情況下可能導致白內障形成、視網膜疾病和腹瀉，而且也可能導致尿液呈黃橙色。
- **交互作用：**維生素 B$_2$ 可以提高鐵的利用率。
- **與火焰的關係：**如其姐妹維生素 B 群一樣，核黃素有助於代謝途徑保持穩定的能量交換。

維生素B$_3$

　　維生素 B$_3$ 也被稱為菸酸（niacin）、菸鹼醯胺（niacinamide）和菸鹼酸（nicotinic acid），存在於牛肝、啤酒酵母、蔬菜、乳製品、全穀物、紅魚（鮪魚、鮭魚）、咖啡和茶的一種水溶性維生素。

- **功能：**菸酸是碳水化合物、脂肪和蛋白質（氧化還原反應）代謝作用以及合成人體能量 ATP（adenosine triphosphate 三磷酸腺苷）的必需維生素。它只能在菸酸或菸鹼酸的形式下才能減少膽固醇值，菸鹼醯胺的形式則無法發揮這種作用。如果體內有足夠的維生素 B$_6$、核黃素和鐵，那麼色胺酸就可以合成產生菸酸。
- **缺乏：**嚴重缺乏菸酸會導致一種名為「糙皮病」的症狀或一大堆症狀，包括厚鱗狀皮疹、舌頭明亮、嘔吐、腹瀉、抑鬱症、頭痛、記憶喪失，如果不加以治療最終則會致命。
- **使用過量：**太多菸鹼酸會導致皮膚潮紅，有時攝取後會有刺痛感；攝取菸鹼醯胺則不會引起面潮紅。攝取任何一種（菸鹼酸或菸鹼醯胺）過量可能導致噁心和嘔吐，以及肝臟受損。此外，它也有可能降低胰島素，導致身體利用葡萄糖的能力降低。

- **交互作用**：服用維生素 B₃ 時應避免飲酒，對於經常痛風發作的人也應該避免補充。服用他汀類藥物（statins）時要小心，由於可能促使潛在肌肉酸痛（肌病）的風險增加。
- **與火焰的關係**：所有維生素都有助於能量生產，然而這種維生素特別與新陳代謝有關。由於維生素 B₃ 直接參與代謝反應，而且是製造 ATP 的必需營養素，因此它在火焰中具有不可或缺的作用，它是身體真正「強力」的能量補充品。

維生素B₅

這種水溶性維生素也稱為泛酸（pantoftenic acid）或泛酸鈣（calcium pantoftenate），存在於所有食物中，它的名字源自希臘文「pantoften」，意思是「無所不在」。

- **功能**：維生素 B₅ 是碳水化合物、蛋白質和脂肪代謝，以及腎上腺功能和腎上腺激素生產重要的維生素。
- **缺乏**：維生素 B₅ 不足的情況相對較少，或許是因為泛酸存在於所有食物中。其缺乏的症狀包括疲勞、頭痛、噁心、手腳刺痛感、腿部肌肉無力、腸胃問題和更容易受到感染。
- **使用過量**：並未有特別的影響，但可能導致腹瀉。
- **與火焰的關係**：泛酸是所有主要營養素代謝所需的維生素。

維生素B₆

這種水溶性維生素又稱為吡哆醇，常見於各種食物中，包括穀物、豆類、動物食品如肉類和蛋類，以及一些水果和蔬菜。

- **功能**：作為維生素 B 群的一部分，維生素 B₆ 在主要營養素，尤其是蛋白質的代謝過程中很重要，也是形成血液中負責輸送氧氣的血紅蛋白不可或缺的營養素。它還能透過減少有害的胺基酸產物同半

胱胺酸來保持心臟健康，並且有助於神經傳遞物質如血清素和多巴
胺的合成與代謝。

- **缺乏：**缺乏維生素 B_6 可能導致皮膚炎、舌痛（舌炎）、抑鬱症、
  混亂、驚厥和貧血。
- **使用過量：**不建議每日超過 100 毫克，因為可能引起神經功能變
  化。其他過度使用的症狀包括噁心、嘔吐、食慾不振、腹部疼痛和
  頭痛。
- **交互作用：**維生素 B_6 可能會干擾某些藥物，特別是那些影響大腦
  和神經系統的藥物。
- **與火焰的關係：**就像維生素 B 群一樣，維生素 B_6 有助於體內代謝
  作用。

維生素B_7

維生素 B_7 又稱為生物素，是一種水溶性維生素，存在於啤酒酵母
粉、熟雞蛋、肉類、牛奶和全穀類食物。

- **功能：**生物素可以調節碳水化合物、蛋白質和脂肪的代謝。它會影
  響細胞生長、脂肪酸生產和維生素 B 群的利用率，並且可以促進
  頭髮、皮膚和指甲的健康。
- **缺乏：**缺乏生物素會導致貧血、抑鬱、脫髮、鱗狀皮疹、嗜睡、葡
  萄糖利用能力受損導致血糖升高、肌肉疼痛、舌頭酸痛和噁心。維
  生素 B_7 缺乏可能是由於長期（幾週至幾年）食用生雞蛋白而產生
  的。烹飪蛋白可以使其中妨礙生物素吸收的蛋白質變性。
- **使用過量：**目前並未有已知的毒性反應。
- **與火焰的關係：**透過對代謝的影響，生物素有助於保持健康的火焰
  系統。

維生素B$_{12}$

　　除了在根源系統具有許多作用外，在火焰系統主導的脂肪和碳水化合物代謝下，維生素 B$_{12}$ 是必需的營養素。身體若要吸收維生素 B$_{12}$ 則需要胃中特定的蛋白質（內在因子，又名為胃內在因子），因此，健康的胃功能（和火焰系統）對於維生素 B$_{12}$ 在根源系統中的運作非常重要，詳情請見第五章。

鉻

　　這種微量元素存在於各種食物中，包括穀物、海鮮、牛肉和乳製品如乳酪等。

- **功能：**鉻在主要營養素，特別是碳水化合物的代謝中具有舉足輕重的作用，有助於提高身體處理葡萄糖的能力，通常建議糖尿病和與血糖失衡相關症狀，如低血糖、體力不濟和多囊性卵巢疾病的患者補充。
- **攝取：**對於第 2 型糖尿病患者的建議為全天 200 ～ 1000 微克，分成多次服用。近期的研究顯示，超重女性每日攝取 1000 微克的鉻，其對食物的渴望相較於使用安慰劑組來得低。
- **缺乏：**鉻不足可能與壓力、營養不良和懷孕有關，糖尿病患者體內的鉻含量可能較低，其症狀包括葡萄糖控制不良、神經功能障礙和體重減輕。
- **使用過量：**攝取太多鉻會導致體重增加、認知和神經功能障礙、頭痛、睡眠障礙、情緒變化、嘔吐和腎臟受損。
- **交互作用：**鉻與鐵和鋅在吸收與輸送方面會相互競爭，因此要分開攝取。如果胰島素與鉻補充劑一起服用，結果可能會導致低血糖的症狀。此外，甲狀腺藥物（如 synthroid 左旋甲狀腺素）不要與鉻補充劑一起服用。

• **與火焰的關係：**鉻可助火焰系統一臂之力，透過促使能量以葡萄糖的形式在全身輸送與吸收，特別是在肝臟和肌肉的部分。

維護血糖平衡

當體內葡萄糖不平衡時，這表示你的火焰系統失衡，身體無法有效利用葡萄糖，因而波及其他系統。例如，長期血糖異常（血液中葡萄糖異常）會導致血管和血液循環產生變化、食慾改變、注意力無法集中和神經系統功能障礙，如四肢神經痛，因此保持血糖平衡對於維護整個身體的平衡非常重要。

如果你有葡萄糖失衡的症狀時，不妨問問自己以下的問題：

• 在哪方面我在浪費我的資源？

• 為何我覺得生活不再甜蜜？

• 我可以做些什麼好讓生活更美好？

• 我要放下什麼成見、信念和想法，好讓生活更愉快？

硫辛酸（Alpha Lipoic Acid）

這是一種有助於碳水化合物代謝的強效抗氧化劑，而且已被用來提升糖尿病患者體內組織對胰島素的敏感性，每日使用的劑量為 600～1200 毫克。它也有助於抗氧化劑再生，如維生素 C 和 E，並且廣泛用於減少糖尿病患者的神經痛症狀（見第十一章）。攝取硫辛酸可能會有噁心和皮疹，當與其他降血糖劑一起服用時，也可能會出現一些副作用。

西洋參（American Ginseng）

人參根（*Panax quinquefolius*）是恢復能量和抗疲勞的古老補品，它有助於降低火焰系統器官內大量的應激激素，從而協助激素如胰島素更有效地運作。糖尿病患飯前服用 3 公克可以降低血糖。西洋參與西伯利亞或

亞洲人參不同，千萬不要混淆。西洋參的副作用包括腸胃不適、失眠和焦慮（特別是精神分裂症患者）。人參可能會增加降血糖補充品或藥物的活性作用；人參不要與單胺氧化酶抑製劑或華法林（warfarin，口服抗凝血藥物）一起使用。由於有些人參提取物具有雌激素作用，因此具有活性激素敏感性癌症的患者應向醫師諮詢後才可使用。

苦瓜

苦瓜（*Momordica charantia*）是亞洲國家常吃的一種蔬菜，可以降低血糖，內含的一些活性物質經實驗證實可以影響胰島素的作用。它也可以打成新鮮果汁飲用（非常苦），每日 50 ～ 100 毫升，目前市面上也有粉末（每日 3 ～ 15 公克）的形式，或標準化的提取物（100 ～ 200 毫克，每日三次）。根據人體耐受力的建議，每日可攝取 3 公克（每次 1 公克，每日三次），攝取過多可能會導致腹瀉、腸胃不適和疼痛。請注意，苦瓜若與其他降低血糖藥草或補充品一起使用，可能具有加倍的效應進而導致低血糖。另外，不建議懷孕婦女使用苦瓜補充品。

肉桂

雖然數據有矛盾之處，但肉桂（*Cassia cinnamon*）可能有益於葡萄糖和胰島素的平衡。糖尿病患者每日 1 ～ 6 公克（1 tsp = 4.75 公克），大量攝取對肝臟可能產生毒性。服用時不要與具有降血糖或肝毒性作用的補充劑或藥物一起使用。

葫蘆巴（Fenugreek）

或許是因為它們的可溶性纖維含量，葫蘆巴（*Trigonella foenum-graecum*）種子已被證實每天 15 公克（浸泡在水中）或以提取物形式（每日 1 公克）可以降低糖尿病患者的血糖值。儘管需要進一步研究，不過使

用葫蘆巴補充品可能可以降低血液中的脂肪，其副作用包括腸胃道反應，高劑量可能出現低血糖和過敏反應。當與抗凝血劑或降血糖作用的補充劑或藥物一起使用時要格外小心，懷孕或哺乳期間以及兒童也不建議使用。

武靴葉

這種木本灌木武靴葉（*Gymnema sylvestre*）原產於印度和非洲，在印度數千年來，它的葉片已被用來治療「蜂蜜尿」（糖尿病），病患每天攝取 400 毫克武靴葉提取物可以有效降低血糖，研究認為它是透過減少腸道對糖的吸收，以及刺激胰腺中產生胰島素的 β 細胞來發揮作用，因此當與降血糖補充劑或藥物一起使用時要特別小心。

維護消化系統

長期下來，隨著身體老化或壓力，消化系統從食物中吸收能量的能力可能會受損。食物的分解從口腔分泌降解澱粉的酶那一刻就已經開始，如果你沒有充分咀嚼食物和留意你吃的東西，那身體可能就更難消化與吸收這些物質，然而各種補充品，如消化酶則有助於這個過程。如果你繼續攝取食物，但口腔、胃和腸道無法消化食物，那你獲得的營養可能不足以應付日常瑣事，進而增加火焰系統的壓力。此外，未消化的食物會通過你的腸道去到更遠，如果在腸漏的情況下，大的食物顆粒會進入循環系統（被身體視為「入侵者」），最終導致免疫反應。

火焰系統中第一個轉換的器官就是胃，如果能量太多卻無法有效地處理，胃可能會過熱、發炎、胃酸過多和難以消化食物。烈性的黃色植物如薑黃和薑可以提供鎮定胃所需的療癒化合物，並且將能量轉移至全身。

當你有消化的問題時，不妨問自己這個問題：

• 有什麼是我無法吸收或「消化」的？

消化酶

市面上從動物或真菌來源製造的酶製劑可用於輔助三種主要營養素的分解：蛋白質（蛋白酶）、碳水化合物（澱粉酶）和脂肪（脂肪酶）。補充製劑中通常是合併這三種類型的酶，由於它們的作用直接並與消化食物有關，所以應該在進餐時一起服用，同時，吃飯時不要喝大量的水，因為這可能會稀釋酶的濃度，進而破壞它們的活性。

薑

黃薑根（*Zingiber officinale*）傳統上用於治療胃部不適、噁心、嘔吐和晨昏。雖然它享有保護胃的聲譽，但如果大量攝取則可能導致胃灼熱、腹痛或腹瀉等症狀。薑也被用來減少發炎，抗凝血和降低膽固醇，由於其具有抗凝血的屬性，因此服用抗凝劑的人不建議使用。同樣，有膽結石的人也應該避免，因為它具有刺激膽汁分泌的作用。薑最常見的應用之一是舒緩孕吐：每日服用四次 250 毫克或兩次 500 毫克的薑有助於緩解孕吐症狀。研究人員目前已著手進行關於每日補充 1000 ～ 1200 毫克對於保健胃的功效，而懷孕婦女則不建議孕吐緩解後持續使用。

鹽酸（Hydrochloric Acid）

隨著老化，體內消化膳食蛋白質的胃酸往往會明顯不足，這時可以在進食同時補充鹽酸（如甜菜鹼鹽酸鹽形式）以協助胃的運作，相關詳情請參閱第五章。

薑黃（Turmeric）

薑黃（*Curcuma longa*）通常用於調味料和作為咖哩粉，已被證實具有強大的抗氧化和抗發炎的特性。研究指出，每日服用四次 500 毫克或五次 600 毫克可以減少消化不良的症狀，其主要的活性物質為薑黃素。它的

副作用可能包括噁心和腹瀉，如果與抗凝劑補充品或藥物一起使用時要特別小心。

維護肝臟

肝臟與內部火焰系統的運作非常一致：它透過其酶的濃度過濾身體不需要的東西，這個過程有兩個連續的步驟：第一是將毒素轉化為水溶性化合物；第二是增加含硫的化合物以促進肝臟排除毒素。

除了作為排毒的主要器官之一，肝臟也是處理脂肪的中心。在進食後，來自膳食的脂肪會以蛋白質化合物的形式在全身循環，而最後一站通常是肝臟，其中太油膩的食物、糖分高的高度加工食品或飲酒過量都會引起肝臟充血，不過市面上有各種營養的作法可以協助這個寶貴的器官排除身體的毒素，並且處理體內的脂肪。

肝臟問題如脂肪堆積、發炎或毒性可能需要做一些肝功能檢查。你不妨問問自己：

- 是什麼阻止你採取行動？
- 是什麼毒性，無論是來自環境或是內在（例如情緒、思維模式）導致你停滯或發炎？

膽鹼

膽鹼過去被認為是一種維生素 B，直到發現肝臟可以製造膽鹼，其膳食的來源包括蛋黃、洋蔥、肉類、堅果和小麥胚芽。膽鹼有助於膽囊調節並且預防肝功能障礙。膽鹼缺乏可能導致脂肪肝（肝脂肪變性），其中的原因或許是由於其在脂肪和膽固醇中的代謝作用。膽鹼有助於降低與心臟病有關的有害胺基酸同半胱胺酸值，同時它也是負責記憶和情緒的神經傳導物質乙醯膽鹼的結構單元。在膽鹼缺乏之下，腦功能和記憶會受損。最後，大腦的中樞神經系統神經脈衝傳遞也需要膽鹼。膽鹼補充品的副作用

包括大量出汗、體臭、胃腸道不適和嘔吐。

蒲公英根

明亮黃色的蒲公英植物（*Taraxacum officinale*）傳統上被用於肝臟疾病，作為一種利尿劑，並且刺激食慾，透過其增加膽汁分泌的能力，它可能對消化過程會產生一些影響。處方利尿劑不可與蒲公英根同時使用，膽汁阻塞或膽結石患者也不建議使用。此外，它也可能改變某些藥物的代謝，因此，如果你正在服用藥物，請先諮詢你的醫療保健專業人員。對某些人而言，它可能會產生過敏的反應。

乳薊

乳薊（*Silybum marianum*）的種子含有強效的活性水飛薊素，對治療肝臟疾病特別有效。它可以預防毒素滲入肝細胞，刺激新的肝細胞生長，並且可能具有抗發炎、增強免疫的特性，尤其有益於肝臟疾病。它有助於減少胰島素抗性，降低消化不良，並且保護腎臟免於受損。它的耐受性通常良好，但可能會產生過敏反應和腸胃影響，如輕瀉。乳薊補充品可能會改變某些藥物如華法林（warfarin）和地西泮（diazepam）的新陳代謝。其植物提取物（不一定是種子）可能具有雌激素作用，因此具有激素敏感疾病的患者應避免使用，另外，血鐵沈著症的患者也應避免服用乳薊。其劑型和劑量的使用依情況而定：對於肝硬化情況，使用 420 毫克含有 70 ～ 80％的水飛薊素（silymarin）的乳薊提取物；對於慢性肝炎患者，每日兩次使用 240 毫克水飛薊賓（silybin）製劑。

維護新陳代謝

大部分維生素 B 群有助於促進碳水化合物、蛋白質和脂肪的代謝反應，通常是在細胞呼吸或氧化還原反應等核心過程中發揮作用。由於火焰

系統與火元素有直接的關係，因此你可以試著將之聯想為「代謝之火」，
問自己：

- 你如何燃燒燃料（營養）作為能量？
- 如果你的新陳代謝很慢，那你的生活需要來點什麼刺激或催化的行動？

綠茶提取物

綠茶提取物富含多酚表沒食子兒茶素沒食子酸酯（EGCG），有助於促進脂肪和卡路里燃燒，同時抑制食慾，而綠茶之所以有這些作用可能是因為含有咖啡因和兒茶素。綠茶的副作用包括腸胃不適、興奮、眩暈、失眠、震顫、混亂和潛在的肝臟毒性（特別是服用特定的綠茶乙醇提取物）。此外，當與具有抗凝活性的補充品或藥物一起使用時要格外小心謹慎。當與其他含咖啡因的產品一起服用時，可能會產生加強的效應。綠茶會降低來自植物來源鐵的吸收率，同時可能會降低葉酸的活性。另外，不要與對中樞神經系統有刺激作用的補充劑或藥物一起使用。最近的研究表示，相較於安慰劑，含有890毫克多酚和大約366毫克EGCG的綠茶提取物補充品有助於促進健康成人脂肪的燃燒和提升胰島素敏感性。同樣，超重男性服用300毫克EGCG僅僅兩天就比正在服用安慰劑的人燃燒更多的脂肪。

左旋肉鹼（L-Carnitine）

左旋肉鹼是一種衍生自動物性食物，與胺基酸結構有關的化合物，有助於將長鏈脂肪運送到線粒體中以便燃燒轉化為能量。如果體內有足夠的鐵、硫胺素、維生素 B_6、維生素 C、賴胺酸和甲硫胺酸（methionine），那麼人體即可自行製造左旋肉鹼。當需要時，左旋肉鹼可以在體內轉化為乙醯左旋肉鹼（acetyl-L-carnitine）（見第十一章）。當體內左旋肉鹼低

下時可能導致精神混亂、心臟疼痛、肌肉無力和肥胖，補充左旋肉鹼可能有助於脂肪代謝受損的症狀，而與疲勞相關的情況，如慢性疲勞症候群和自體免疫疾病的患者可能是最大的受惠者。其副作用包括消化道紊亂、身體腥臭味和癲癇發作。此外，這種補充劑會與甲狀腺激素和具有抗凝血性質的補充品或藥物產生交互作用，對抗與疲勞相關的臨床症狀劑量為每日 2 公克。

08

綠色的愛

只有用心才能看得見，真正重要的東西用眼睛是看不見的。

——安托萬德聖修伯里（*Antoine de Saint-Exupery*）

關鍵字

呼吸、憐憫、深度、奉獻、情緒商數、移情、寬恕、給予、感激、綠色、快樂、善良、愛、忠誠，接受

心對許多人來說具有特殊的意義，而愛與心則是我們日常的用語。「愛」這個字也有各種含義，從浪漫的愛情到柏拉圖式的愛到家庭的愛等。事實上，「愛」已經成為一個無所不在的用語 ——「我愛那部電影！」、「我愛度假」。如果你花一點時間回顧，你會發現生活中的每一件事似乎都是一種愛的呼喚，無論是發怒、含淚道再見，還是沉默之苦。每個功能障礙都是源自我們渴望深深被愛的需求未能得到滿足。當我們沒有感受到被愛時，我們就會採取行動以獲得我們想要的關注。

愛的系統包含位於身體中心深處的心臟，對許多人來說，它之所以神秘是有原因的，現在還有一些研究指出為什麼我們是如此容易「心碎」的生物。事實上，我們的心可能才是我們的智慧所在。羅林·麥考蒂（Rollin McCraty）博士表示，心臟產生的磁場大約是「大腦產生的 5000 倍大」，

在「身體幾英吋之外都能測到」。你是否曾經有過這種經驗，進入一個會議後，在場任何人尚未發聲之前，突然感到胸前一陣焦慮不安？或者，在與某人握手之前，你在一進入會場就對他們印象深刻？你的心讓你「感受」到周遭情況，不需要任何言語或行動。大多數人認為這種感知能力來自於大腦，然而，最新的研究顯示，心的能力嚴重被低估。

研究指出，同理慈悲心是一種療癒力量，醫生和患者可以一起運用這種力量。賴瑞・道西（Larry Dossey）博士提出：「大多數的治療研究表示，傳達憐憫和同理心具有實質的治療效果。」愛化解怨恨、憤怒和苦難，將它們變成寬恕和歡樂的美麗風景。既然愛對我們來說是如此的重要，這也難怪我們大部分的健康問題都與心有關，而心臟病至今仍然是男性和女性的頭號殺手。當我們的寬恕能力受阻，我們的動脈、血管就會阻塞，結果就是高膽固醇，最終心臟病發作。然而，透過連結我們內心的愛，我們的心會變得柔軟，這樣才能維持健康的血液循環。

社會不斷在傳達開放付出的心對健康有益，事實也的確如此。當我們聽到「心胸開闊」、「寬宏大量」、「熱心」等措辭，我們想到的可能是一位善良、慷慨大方和有大愛特質的人。然而，愛的系統不是一條單行道，正如你想的，日復一日施與受的失衡可能導致「悲憫疲憊」的現象。

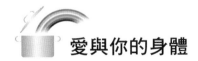 ## 愛與你的身體

顧名思義，愛系統主要與心臟和肺部有關。心臟和肺部擁有親密的關係，因為它們一起努力為一個共同的目標，那就是將血液中的氧氣輸送到全身各處。愛系統也負責調節心臟和肺周圍的區域，其中包括乳房、肩膀、腋窩、手臂、手腕和手，而手臂則是心臟必不可少的延伸，因為它們是觸摸和接觸他人等重要療癒活動的必需工具。最後，整個身體的血管網

絡都與愛有關，因為血液和氧氣是透過血管流經整個身體。

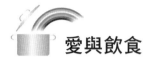 愛與飲食

　　對於根源、心流和火焰系統而言，食物和飲食提供身體生存的本能、享受的需求，以及轉化和能量的需要。對於愛和其他系統而言，食物和飲食的重點不再是這些生理需求，而是具有更象徵性的意義。

　　在更高層面上進食是一種儀式，一些宗教和靈性的作法包括在吃飯前禱告、讚美或感恩。儀式可能從尋找獵物開始，感謝動物分享它們的生命和能量給予部落，又或是在採摘水果和蔬菜作為餐點的時候。在一些文化中，食物是一種用來表達愛的方式。伴侶約會可能藉由去餐廳吃飯來慶祝；母親為孩子們烘烤餅乾和為家人做飯，當你拜訪祖母時，她總會做美食招待你。基本上，如果我們關心別人，我們會覺得要與他們分享食物，無論是為他們準備，為他們服務，甚至與他們一起吃飯，我們透過食物來擴展我們的愛。

　　此外，透過吃飯的行為，這表示我們重視和愛我們的身體，如果我們不在乎自己，我們就會完全停止進食（除非與飢餓相關的原因）。有些古老傳統有這種說法：「你的身體是你的聖殿」，事實上，愛自己就是為自己提供穩定高品質的營養。相較於心中無愛的進食，當你以一顆開放、充滿愛的心進食，你可以放大食物的療癒效果。你能得到的最極致營養素就是愛和慈悲，讓愛注入每一口你所攝入的食物，少了它，你的心會枯竭，最終你的靈魂也會枯萎。

　　我們愛什麼人與我們吃什麼和如何吃有關。你可能聽過這兩句名言：「人如其所愛的人」、「人如其食」，這兩句蘊藏著內在的智慧。當你愛一個人時，你會與那個人發展出一種發自內心的連結，就好像你們之間有

一股看不見的能量在運行，這種連結的程度可能會深刻到可以感受到對方的感覺，不管是有意或無意。因此，最終我們的飲食習慣可能會和我們所愛的人很像。

《新英格蘭醫學雜誌》（New England Journal of Medicine）發表了大量的研究報告證實這個概念。克里斯塔基斯（Christakis）和弗勒（Fowler）博士指出，體重增加的模式與我們的社交圈有直接的關聯。換句話說，一個人與肥胖的朋友和家人之間的連結愈大，即使相隔數千里，這對他發展為肥胖的影響也就愈大。所以，如果你很親密的朋友屬於肥胖，那麼你的肥胖機率也會較高。

同樣，研究顯示，兒童的飲食行為受到父母的影響，特別是女孩會效法母親，因此父母可以為孩子做的最好的事情就是確保為他們樹立一個健康飲食的好榜樣。

你可以問自己下列的問題，以瞭解你是否已經建立並保持可以維護愛系統的健康飲食模式。

在進食或準備食物時，你是否懷著愛和感恩的心？

你是否曾經享受過一頓用愛料理的餐點，或者精心為你設計創造的美食？如果你有過這種體驗，你一定瞭解這種美食如何滋養你的身體與心靈的滋味。那些購買有機食品的人聲稱，這些食物比一般種植的食物更好吃，即使他們分辨不出兩者的區別，不過肯定的是，有機栽培似乎含有「愛」的元素，而且，當你選擇有機食品時，你就能吸收來自太陽、星星、月亮、天空、農民、收割機和雜貨店的愛。

如果你從未經歷過，或者即使有，你也可以在準備食物時，試著在你的每個細胞中感受愛。首先在每個切片、煨和炒的過程中，感受來自心中的愛和慈悲，然後看看你是否留意到身體和能量上的差異。如果你懷著愛料理食物和進食，那麼當你在進食和飯後，你很有可能會感到一股暖意，

因為你的心打開，進而回應了食物中的愛。

一盤的概念

唐‧杰拉德（Don Gerrard）出版了一本關於每餐一盤的概念書，他聲稱，當你把愛和意圖傾注在你的盤中時，食物和進食就具有更大的意義了。你會更加意識到你把什麼東西放進你的碗裡，以及這些食物如何滋養你。許多人還會選擇使用相同的器皿進食，例如，我選擇用手柄上有一朵玫瑰花的小茶匙進食。這樣做有助於我小口吃東西和品嘗，而玫瑰則是讓我聯想與食物有關的美麗和愛。

你是否與他人一起用餐？

當我們分享愛時，我們會得到更多的回報 —— 我們心中的愛會倍增。同樣的，與他人分享美食可以滋養我們的心。凱西描述她為何害怕吃飯，因為她是總是獨自吃飯。當我建議她每個星期天下午邀請別人一起吃飯時，進食對她有了全新的意義和體驗。她開始期待星期天，並且邀請新客人和嘗試新食譜。在邀請他人的過程中，她的心打開了，食物成為她的一個愛好，最終，她應邀到別人家中做客，並且成為受歡迎的座上賓。

群體用餐對人類來說可是非常重要，我們天性就是愛社交，我們在心靈層面上其實就是給予愛和接受愛。當我們在自己周圍築起高牆時，我們將自己的心封閉，而與他人一起進食可以創造許多歡樂，特別是當大家一起準備餐點時。與他人一起吃飯，就像和別人一起禱告，可以從中獲得更多的能量。

與愛有關的飲食活動

1. 每天至少吃一份綠色蔬菜（1 杯新鮮沙拉或是 ½ 杯蒸綠花椰菜或球芽甘藍）。留意你是否有任何抗拒或是樂意採取這種作法，當你吃這些東西時，你有何感覺？

2. 用餐前先禱告以表達感激和恩典。

3. 在準備食物時大聲歌唱，聲音有助於肺部打開，因為當肺部打開時，心臟也會受到影響。

4. 吃飯時，專注於你的呼吸，並且調節你的呼吸與你的進食節奏同步。深呼吸，細嚼慢嚥，透過你的每一口，你的心透露出什麼訊息？

5. 懷著愛做料理，並且和你所愛的人分享。餐點的滋味如何？它的味道是否有別於少了愛的餐點？

6. 將你的食品包裝和容器（例如水瓶）上貼上愛心貼紙，以提醒自己要愛自己和愛你的食物。

7. 每天吃一次生食或含綠葉的食物連續一週，並且留意你在這一週結束後是否有任何不同之處。

8. 你會用食物來表達愛嗎？別人會用食物向你表達愛嗎？效益如何？好還是不好？你還會用什麼方式來表達愛呢？

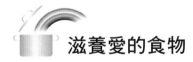

滋養愛的食物

根源、心流和火焰系統不外乎是蛋白質、脂肪和碳水化合物，事實上，大多數營養物質都是存在於這三大類膳食。我們每天攝取這三種好幾公克，這其中占我們主要營養素的絕大部分。不過，還有一些永遠不會成為焦點的營養素，但是它們還是同樣重要，這些被稱為植物生化素

（phytochemicals）或植物營養素（phytonutrients）。希臘文「phyto」字義為「植物」的根，這些微小的色素和化合物賦予植物色彩和保護力，並且為人們帶來健康的益處。植化素存在於數千種食物中，它們的影響潛力無限。總體而言，愛系統與大自然和植物有著強烈的連結，因此蔬菜是其代表，而它們各自的植物「phyto」化合物分別為：植物生化素、植物雌激素、植物甾醇。

蔬菜

在深入探討微小「phyto」的領域之前，我們不妨先來看看對愛系統有極大影響，外型較大肉眼可見的食物：蔬菜。

十字花科蔬菜

十字花科蔬菜如綠花椰菜、白花椰菜和球芽甘藍特別有助於平衡愛的系統。十字花科蔬菜常會有一種類似於硫磺的味道，這表示它們可以保護身體免於受到毒素的侵害。含硫化合物如蘿蔔硫素在體內的作用如同解毒劑。觀察一下你對綠色蔬菜的反應，因為它可能反映出你內在愛的系統正在發生的一切。我曾經遇過幾個根本不吃綠色蔬菜的人，潔西卡說：「我的父母會清蒸綠花椰菜，那個味道真是太可怕了！滿屋子都是，讓我覺得很噁心。」有些人則是相反，傑夫說：「我喜歡綠色蔬菜的原因之一是這讓我覺得與地球更親近；我喜歡泥土的氣息。」我經常聽到人們說吃綠色蔬菜讓他們感覺很好充滿活力。

有助於滋養愛系統的十字花科蔬菜包括：

芝麻菜

青江菜

清白花菜

綠花椰菜

球芽甘藍

綠甘藍菜

紫甘藍菜

白花椰菜

白菜

芥藍菜葉

蘿蔔

辣根

羽衣甘藍

芥菜

捲心菜

山葵

西洋菜

綠葉蔬菜

　　如果你花時間留意一下綠葉蔬菜的物理結構，你會看到它們的葉子完全是一種生命的循環，嵌入葉脈的微小網狀痕跡彷彿像是循環系統。這些輕柔、生鮮和敞開的葉子提供我們需要感受到的大自然清新氣息。新鮮的綠葉沙拉含有葉酸和維生素 K 等營養物質可以保護我們的心臟。葉酸不僅對細胞的再生和維護很重要，它也一種保護劑，可以保護血管免於受到化合物同型半胱胺酸的傷害；另一個綠色蔬菜的基石維生素 K 有助於監控血流，少了維生素 K，血液將無法適當凝結，因此維生素 K 為必需維生素，以預防損傷或事故時出血不止的情況。

　　最後，正午的午餐時間最適合吃綠葉沙拉，如蘿蔓、紅葉和奶油萵苣、菊苣、包心萵苣和菠菜等，這時我們內部的代謝之火最旺盛，這些綠葉蔬菜可以讓我們舒緩冷靜下來，並且收斂對我們柔脆之心極為有害的外

在和內在的「烈火」。

有助於滋養愛系統的綠葉蔬菜包括：

芝麻菜

青江菜

七彩菾蓬菜

紅色菾蓬菜

綠色菾蓬菜

蒲公英

羽衣甘藍

什錦蔬菜

芥菜

蘿蔓

菠菜

豆芽（各種類型）

西洋菜

水果和豆類

維護愛系統的水果包括：

酪梨

綠葡萄

甜瓜

奇異果

梨

平衡愛系統的豆科植物包括：

四季豆

綠大北豆

綠色去皮豌豆

毛豆

植物生化素

研究人員已經慢慢揭開我們食物中植物生化素的種數，沃爾什（Walsh）和其他研究人員表示，目前在水果、蔬菜、全穀物和豆類等中發現的植化素有一萬種以上，但想想，我們很可能只侷限於主要營養素的三劍客：蛋白質、脂肪和碳水化合物呢！

許多時候，這些植化素是植物色彩的來源，例如，蕃茄紅素是蕃茄紅色的植化素；β- 胡蘿蔔素使胡蘿蔔呈橙色。這些和其他強效的植化素是名聲不佳的現代棕色、黃色和白色膳食中缺少的物質。

植化素不僅僅是透過添加色彩使植物看起來更漂亮，它們在我們體內也具有特殊的生理功能，少了他們，我們就無法獲取重要的健康益處。有機種植的食物會產生不同的植化素，以促使它們在充滿應激的環境下茂盛生長。多吃植物性食物，尤其是色彩豐富、有機和未加工的蔬果，可以促進我們的心靈回到快樂的境界。

葉綠素

葉綠素是一種不可思議充滿力量、有益心臟的植化素，它或許稱得上是「植化素之王」。富含葉綠素的食物如螺旋藻、小麥草和小球藻，它們透過促進血液和循環健康來滋養心臟。葉綠素是所有植物的基本結構組成元素，負責將光轉化為能量。在我們的結構中，葉綠素提供了必要的營養元素以結合體內的毒素，以便讓它們排出體外，好讓血液保持純淨無污染。此外，富含葉綠素的食物具有舒緩和消炎的屬性，原因可能是其抗氧化的作用。

富含葉綠素的食物包括：

首蓿草

大麥草

小球藻

綠色蔬菜

螺旋藻

小麥草

植物雌激素

由於愛系統涵蓋乳房區域，因此重點要攝取與維護乳房和激素活性相關的植化素，尤其是女性。某些植物富含類雌激素，雖然它們的雌激素活性只有一小部分，但這些化合物通常都被稱為植物雌激素。

有些人的身體中，植物雌激素可以透過與乳腺的雌激素受體結合，以預防一些潛在的傷害，進而達到保護乳腺組織免於受到雌激素可能帶來的負面影響，特別是與雌激素有關的乳腺癌。然而，對於有雌激素敏感型癌症的患者是否該攝取這些食物，目前仍然存在一些爭議。關於攝取植物雌激素對你是否有益的疑問，你可以諮詢你的健康專業人員。

富含植物雌激素的食物包括：

黑豆（乾燥或新鮮）

亞麻仁籽膳食

鷹嘴豆（乾燥或新鮮）

扁豆（乾燥或新鮮）

燕麥麩

斑豆（乾燥或新鮮）

大豆（乾燥或新鮮）

蔬菜類

白腰豆（乾燥或新鮮）

全穀物麵包和穀物麥片

植物甾醇

　　植物甾醇是一種特殊類型的植化素，看似與膽固醇相似但沒有負面影響。植物甾醇幾乎存在於所有植物中，包括堅果種子類、全穀物和蔬菜。它們的主要作用是抑制體內膽固醇的吸收並且維護細胞膜健康。

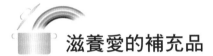

滋養愛的補充品

　　將蔬菜加入你的膳食可能具有挑戰性，然而它可以為你帶來健康，特別是對你的愛系統具有最大的價值。即使你可能已經盡力照顧自己，但你還是可能需要採取一些特定的補充劑來治療你的心血管和呼吸功能，在這一章節中，我會提供你開始採取行動所需的訊息。

主要營養素補充劑

　　蛋白質及其中的胺基酸成分可為心系統提供重要的維護功能，L- 精胺酸和有機大豆是平衡心血管和心臟功能的主要元素。

L-精胺酸（L-Arginine）

　　這種來自動物的胺基酸可能有助於心血管疾病，如充血性心臟衰竭、心絞痛、高血壓，以及血管受損如勃起功能障礙等。L- 精胺酸可以轉化成促使血管擴張的化合物（一氧化氮），其副作用包括腹痛和腹脹、腹瀉和痛風。L- 精胺酸不要與降血壓或血管擴張的補充劑或藥物一起使用。對於充血性心臟衰竭患者，每天分三次共服用 6 ～ 20 公克；對於高血壓患者，目前使用的治療劑量為每天 6 克（搭配其他營養素組合）。

有機非基因改造大豆蛋白

來自毛豆的高品質大豆蛋白是滋養心臟的蛋白質來源，主要是由於其具有降低血脂和血壓，並且預防心血管疾病的能力，若要降低血脂，建議每日服用 20 ～ 50 公克的大豆蛋白。

大豆蛋白非常獨特，因為它含有促進生長所需的所有胺基酸，因此，它是身體可以有效利用的幾種植物蛋白質之一。除了是一種營養完整的蛋白質外，它還包含一系列的其他營養活性成分：植物性雌激素（異黃酮、木酚素）、植物甾醇和礦物質。

除了對血脂的影響外，大豆蛋白對其他有關愛系統的器官也有潛在的影響，包括乳房。研究亞洲女性人口的研究顯示，膳食中富含大豆可以降低乳腺癌的風險。不過，相關北美人口的研究仍然缺乏，我們需要更多的研究資訊來瞭解大豆在乳腺癌中所發揮的作用。患有乳腺癌或有乳腺癌病史的婦女應該減少或避免攝取大豆，因為目前仍然缺乏大豆相關影響的確實資訊。

大豆蛋白，特別是由於異黃酮的含量可能會減少熱潮紅和更年期症狀整體嚴重的程度。攝取大豆的其他好處可能包括增加骨質密度和改善婦女骨質流失的速度。其副作用包括胃腸不適，如腸模式改變（便秘、腹瀉），腹脹，噁心等變化。對大豆過敏的人應該避免；對於缺碘患者，攝取大量的大豆可能會抑制甲狀腺激素合成。此外，它可能與單胺氧化酶抑製劑、口服雌激素、泰莫昔芬（tamoxifen）和抗凝血藥物產生交互作用。

維生素和礦物質

在本節中，我將介紹一些能夠更加平衡愛系統，包括更好的血脂值、改善凝血以及心律關鍵的維生素和礦物質。

維生素B₃

　　維生素 B₃ 也稱為菸酸，其主要用途之一是降低高血脂，如低密度脂蛋白膽固醇（「壞」膽固醇）和三酸甘油脂，以及增加高密度脂蛋白膽固醇（「好」膽固醇）。由於菸酸若要影響膽固醇通常需要高劑量（每天 1200 ～ 3000 毫克），因此它不僅是一種膳食補充劑形式，同時也是一種處方藥物。菸酸通常會搭配他汀類（statins）藥物（降低膽固醇的處方藥）一起使用，然而，這只能在合格的醫療保健專業人員監督下進行，因為他汀類藥物可能有潛在惡化的副作用。高劑量菸酸（niacin，不是菸鹼醯胺（niacinamide））主要的副作用在於臉部、頸部和胸部發紅，更多詳情請參考第七章。

維生素B₆

　　維生素 B₆（每天 100 ～ 200 毫克）與葉酸一起使用可以降低破壞血管化合物同型半胱胺酸值大約三分之一，相關詳情請參閱第五章和第七章。

維生素K

　　這種脂溶性維生素主要存在於綠葉蔬菜如綠花椰菜和菠菜，以及植物油如大豆油中，它也稱為葉綠醌或維生素 K₁。

- **功能：**維生素 K 是正常血液凝固和健康骨骼結構的必需營養素，補充 5 毫克維生素 K 長達 2 ～ 4 年，骨質密度低的停經後婦女骨折發生率較少。
- **缺乏：**缺乏維生素 K 可能導致出血過多，因為血液凝固異常（例如：流鼻血、牙齦出血、經血量過多）。此外，服用某些藥物如抗生素等可能會導致維生素 K 缺乏症。
- **使用過量：**目前沒有已知的高劑量毒性。
- **交互作用：**補充輔酶 Q10 和維生素 K 可能會導致加乘效應（增加

血液凝固）；維生素 E 可能降低維生素 K 的吸收率並改變其在體內的活性；維生素 K 可能會降低抗凝血藥物如華法林（Coumadin）的活性。

- **與愛的關係：** 維生素 K 在血液的正常凝血中發揮至關重要的作用，如在皮膚破裂和出血的傷口或損傷的情況。

碘

補充碘（體重每公斤補充 80 微克）已被用於治療纖維囊性乳腺疾病。乳腺組織內碘的濃度比甲狀腺高出許多，與沒有癌症的婦女或具有良性纖維腺瘤的婦女相比，乳腺癌患者的乳腺組織碘含量比較低。相較於碘攝取量較少的人口，那些攝取較多碘的人口如日本，其乳腺癌的發病率較低。膳食碘與碘補充品和乳腺癌之間的關聯目前仍在研究中，相關詳情請參閱第九章。

鎂

這種銀白色鹼性金屬存在於地殼內和各種食物如豆類、穀物、蔬菜、種子、堅果、乳製品、肉類和巧克力中。

- **功能：** 體內數百種酶的活性都需要鎂，我們的骨架是鎂的儲存所在，但它也存在於浸泡細胞的液體以促進細胞反應。鎂補充劑通常用於心血管疾病，每天使用 450～1000 毫克已被用於治療高血壓。
- **缺乏：** 缺乏鎂可能導致混亂、失眠、胃腸道問題、心跳加快、糖尿病、心血管問題、慢性疼痛和疲勞。
- **使用過量：** 過量的鎂會導致腹瀉、噁心、嘔吐、肌肉無力以及心律不規則。
- **交互作用：** 補充高劑量的鈣或鋅可能減少鎂的吸收率，所以最好分開服用。一些藥物可能會與鎂補充劑產生交互作用，並且改變身體

的鎂含量。如果你正在服用任何藥物，在使用鎂之前請先諮詢你的保健醫生。

- **與愛的關係：** 鎂有助於保持心律平衡。

鉀

這種銀白色的鹼性化合物存在於各種水果和蔬菜中。

- **功能：** 鉀可以維護細胞的電性，與心臟、平滑和骨骼肌的功能以及大腦和神經功能息息相關。補充鉀有助於降低高血壓、中風與心血管疾病的風險，但需先尋問醫師。
- **缺乏：** 缺乏可能導致皮膚問題（極度乾燥、痤瘡）、胃腸功能改變（便秘、腹瀉）、心律不規則、血壓功能障礙、肌肉衰弱和疲勞、噁心和嘔吐。此外，許多藥物也可能造成體內低鉀的狀態。
- **使用過量：** 過量的鉀可能導致腸胃不適、噁心、衰弱、血壓低和心臟問題。
- **交互作用：** 使用血壓或其他促使體內鉀滯留的藥物很可能導致體內含鉀量過高。
- **與愛的關係：** 與其他礦物質如鈣和鎂一起使用，鉀可以確保心臟能夠接收和釋放足夠的能量。

維護血脂

　　心臟和從其延伸出來的血管對流經血液中的脂質含量非常敏感，某些類型的脂肪太多，再加上高血壓的影響，可能會導致血管受壓，最終造成損傷和脂肪滲入血管的情況。長久下來，血管壁變窄且血液循環減緩，動脈堵塞的可能性和血凝塊的風險，以及隨之而來血液流向心臟受阻（心臟病發作）的可能性增加。透過保持血液低膽固醇值，心臟可以保持活力和活動，當循環系統因脂肪而堵塞時，你可以問自己以下有關心的問題：

- 是什麼原因導致我失去熱愛生命的能力？
- 我的內心累積了哪些對我已不再受用的東西？

植物甾醇

植物甾醇或 β- 谷甾醇是一種來自植物的化合物，其看似膽固醇但實際上卻可以阻斷膽固醇在腸中的吸收。總體而言，這些化合物耐受性良好，儘管有些人可能會覺得噁心和腸胃不適。一些研究指出植物甾醇可能會降低脂溶性維生素如維生素 E 和類胡蘿蔔素如 β- 胡蘿蔔素的吸收。此外，患有豆固醇血症（sitosterolemia）的個體應避免使用植物甾醇。

紅麴

這種營養產品是白米以紅麴黴菌（*Monascus purpureus*）酵母發酵的最終成品，在發酵過程會產生許多降低膽固醇的活性物質，其中包括洛伐他汀（lovastatin，一種用於降低膽固醇的藥物）。紅麴補充品透過抑制體內產生膽固醇的酶，其作用類似他汀類藥物。不過，如果發酵過程不當，它可能會受到橘黴素（citrinin）毒素的污染，進而導致腎衰竭。其副作用包括與他汀類藥物相關的症狀——肝受損、肝臟酶升高和肌肉無力。紅麴可能會降低體內的輔酶 Q10 值，並且影響植物性補充品如聖約翰草的代謝，其他影響可能還包括腸胃不適、頭暈和過敏反應。它可能與幾種藥物產生交互作用，建議在合格的保健專業人員監督下使用，目前已經使用的劑量為每日 2.4 公克，不過較低劑量（一天 1.2 公克）也具有降低膽固醇的作用。

維護循環系統

血管內的血液流動對於將氧氣和營養素運送到全身各處非常重要，沒有健康流動的血液，身體各個部位可能會停滯，進而造成身體其他部位阻

塞。例如，如果大腦血液循環不良，你可能無法獲得有效思考、記憶和專注所需的營養素，以下幾種藥草可以為你的循環系統提供重要的支援。

山桑子提取物

　　這種漿果（*Vaccinium myrtillus*）的果實和葉子具有高濃度的紫色顏料花青素，有助於保持微血管的完整性，它也可能具有降血糖的作用。補充這種提取物可能與低血糖補充劑和藥物產生交互作用，最終需要調整抗糖尿病藥物如胰島素的劑量。如果你患有糖尿病但你想補充山桑子，使用前請先諮詢合格的醫療服務單位，更多詳情請參考第十章。

生物類黃酮

　　「生物類黃酮」一詞通常是指來自水果中常見的數千種植物化合物，特別是柑橘類水果。膳食補充品中典型的生物類黃酮為槲皮素（quercetin）和芸香苷（rutin 又名蘆丁）。搭配維生素 C 一起使用有助於強化微血管和血管，促進血液健康流通。不過注意，如果你是攝取來自葡萄柚的生物類黃酮，結果可能會干擾某些藥物的代謝。槲皮素補充品的副作用包括頭痛、四肢有刺痛覺和腎毒性，而芸香苷的副作用為頭痛、發紅、皮疹和腸胃道不適。通常槲皮素的建議量為每日三次 400～500 毫克；730 毫克劑量可以有效降低高血壓患者的血壓；攝取 2 公克的芸香苷已被證實可以舒緩血管功能障礙引起的腫脹。

大蒜提取物

　　大蒜提取物以降低血壓、血脂和減少血塊的功效著名，每日攝取600～1200 毫克會產生這些效益。副作用可能包括呼吸困難和身體異味、腸胃道不適、噁心和嘔吐。當服用其他具有抗凝血作用的補充劑或藥物時要謹慎。大蒜會與許多藥物的代謝產生交互作用，在使用前請先諮詢

醫療保健專業人員。請注意，無味的大蒜製劑可能不含具有活性化合物的大蒜素。

雷公根（Gotu Kola 崩大碗）

雷公根（*Centella asiatica*）對身體有許多影響，特別是恢復血液循環的作用，雷公根提取物（每日 120 ～ 180 毫克）已被證實可以改善循環與減少靜脈功能不全患者的腫脹情況。但它可能會引起腸胃道不適、噁心、嗜睡和肝毒性（肝酶升高），不要與具有影響肝臟或鎮靜特性的藥草、補充劑或藥物一起使用。

葡萄籽提取物

葡萄產品，特別是葡萄籽提取物，富含有助於改善慢性靜脈功能不全和靜脈健康的化合物，透過其抗氧化、血管舒張（擴張血管）和抗血小板的作用。其副作用包括頭痛、腸胃道疾病、咳嗽和喉嚨痛，它可能與具有抗凝血活性的補充品或藥物或降低血壓的藥物產生交互作用。對於血管方面的健康，一開始幾週先使用劑量 75 ～ 300 毫克，之後再長期每日使用 40 ～ 80 毫克。

七葉樹（Horse chestnut 馬栗樹）

這種植物的種子（*Aesculus hippocastanum*）最常用於治療慢性靜脈功能不全，其副作用包括頭暈、噁心、頭痛、搔癢、腸胃不適和腎臟受損。七葉樹可能會引發一些人的過敏反應，與具有抗凝血或降血糖活性的補充劑或藥物一起使用會產生交互作用。慢性靜脈功能不全的標準化提取物劑量為含有 50 毫克的活性七葉皂苷鈉（aescin）成分，每日使用二次。

其他滋養愛的補充品

　　當然，市面上還有許多有助於愛系統的補充品，我只是提供一些公認的補充品。在本節中我將介紹一些我個人最愛的補充品。

輔酶Q10（CoQ10）

　　這種脂溶性類似維生素的物質（ubiquinone）存在於身體所有的細胞中，特別是在心臟、肝臟、腎臟和胰腺。它的作用如同抗氧化劑，在能量生產中發揮作用，有助於血液循環和刺激免疫功能。輔酶 Q10 可以降低血壓和強化心臟肌肉，即使身體可以生產少量輔酶 Q10，但這些數量並不足夠。已知降低膽固醇的他汀類藥物會降低血液中的輔酶 Q10 值。其補充劑量範圍從每日 100 ～ 200 毫克，分二至三次服用已被用於各種症狀，包括心臟健康。

綠色食品粉末

　　食物如苜蓿、大麥草、綠花椰菜粉、小球藻、葉綠素、螺旋藻和小麥草等提供了最佳的營養和生物可利用化合物的比例，如葉綠素、胺基酸、酶，以及礦物質如鈣、鎂和鉀。

山楂

　　山楂（*Crataegus laevigata*）葉、果實和花朵已被用於心臟功能各方面，其中包括減少心臟衰竭症狀和降低膽固醇，以及增強心臟肌肉和心律。以 900 ～ 1800 毫克的標準化提取物治療心臟衰竭可以發揮療效。其副作用包括眩暈、頭暈、腸胃不適、疲勞、皮疹、心悸、頭痛和焦慮。此外，山楂可能與對影響血壓或血管擴張的補充劑和藥物產生交互作用。

09

湛藍色的真相

「觀其言、察其行、知其底、方識其人。」言語無法
得知一個人的人生哲學，反而從他所做的選擇即可略
知一二。

——愛蓮娜・羅斯福（*Eleanor Roosevelt*）

關鍵字

湛藍色、真實性、選擇、溝通、協調、表達、信仰、自由、感官、聲
音、演説、臣服、真理、發聲

真相系統深藏在我們的喉嚨深處，在那個區塊有許多的機能：說話、
聽力、咀嚼、吞嚥和呼吸。我們真相的使者——我們的聲音——讓我們
可以表達我們的觀點、意見和選擇。愛系統提供我們愛和觸覺的療癒，而
真相系統則為我們提供聽覺、嗅覺和味覺的感官，透過這些感覺，我們的
生活經驗變得真實，並且可以經由學習和選擇來指引我們前方的道路。

真相系統是我們柔弱但強而有力的所在，通過個人的真相系統，我們
知道自己。在你的內心深處，你是誰？你捍衛的價值觀是什麼？你的真我
為何？真相系統樂見你鼓起勇氣表達你的信仰、意見、感覺和想法，它賦
予你堅定的意志邁向你的真實性。

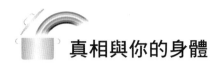

真相與你的身體

真相系統代表喉嚨和咽喉周圍的構造，包括喉、咽、甲狀腺、頸部、食道上部、下巴、舌頭、嘴唇、嘴巴、耳朵和鼻子。鼻子的嗅覺、舌頭的味覺和耳朵的聽覺能力都包含在真相系統中，它是我們與食物連結的必要系統。我們透過嗅覺、味覺、咀嚼和以唾液包覆（協助營養素分解）來品嘗食物，最後透過吞嚥使其進入身體的其他部分。真相系統是攝取食物的重要門戶，在某種程度上，它同時也是控制我們如何處理食物，因為它包含負責如何代謝我們所攝取的食物的甲狀腺腺體。

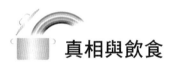

真相與飲食

真相系統密切關係到我們與食物的真實連結，並且提供我們過程中咀嚼、品嘗、聽覺和說話所需的工具。它豐富了我們與食物和飲食的關係，它包含我們的多重生理機能，且都是在同時間進行，重要的是我們要做最好的食物和飲食選擇來支持這個系統。

以下有一些問題有助於你確定你的真相系統是否已發揮最佳的功能。

你會開啟你的感官去感受食物嗎？

我們是感官的動物，我們接收感官的信息，並且透過許多層面處理這些資訊。對於心流系統，我們依靠感覺帶來樂趣；對於火焰系統，我們將接收來自環境的信息與我們內在的能量進行整合；而愛系統即使在尚未互動之前，就已經接收到大量的情緒信息；真相系統則代表了我們所有感官的具體顯現，當我們進食時，所有的感官都會參與。你的耳朵讓你專注傾

聽關於飲食的資訊，無論是在野外狩獵時偵聽動物，還是回應爐灶上茶壺尖銳刺耳的聲音。你在超市購物時聽到了什麼？有時利用聲音來選擇食物：例如輕輕搖動甜瓜或輕拍橡子南瓜。在更神奇的情況下，當你挑選食物時，你的感官可能會使你心靈無意識地浮現一些聲音：「我應該吃鮭魚而不是肋骨牛排」或者「我媽媽會想要我吃得健康吧」或者「如果傑克知道我沉迷巧克力棉花糖冰淇淋，不知他會說什麼？」

有時，你幾乎可以聽到有個人的聲音在耳邊響起，真相系統鼓勵你在食物和飲食方面聆聽自己的聲音——什麼最適合你——而不是來自外在他人的訊息。

在進食的過程中，有哪些溝通意味著我們正在享受美食呢？有時候，我們在吃飯時會發出聲音以表達我們樂在其中，想想廣告中的片斷：「嗯——真好吃！」或者在日本文化中常見的「漱——漱——」聲表示湯品的美味。不知何故，聲音強化了我們用餐時的體驗。當大家一起吃飯時，我們也常聽到關於食物的評論：「這個蛋糕是不是你吃過最好吃的？」或者「我從沒吃過像這麼多汁的桃子！」我們的聽覺肯定會增加我們進餐的體驗。肯德拉表示，她非常開心感恩節自己做的南瓜派每次都大受歡迎，這些佳評滋養了她，就如同她的南瓜派帶給家人快樂一樣。

鼻子、嘴唇、嘴巴和舌頭的動態交流為我們提供一個感官受器的網絡，所有這些感官受體一起運作，帶給我們立即的反饋。一旦你聞到食物，你的唾液開始分泌，消化液開始流入你的胃中。你的鼻子和舌頭一起運作，沒有味覺，我們就失去品嘗食物的能力。喬治生來就沒有味覺，所以他無法品嘗食物，對他而言，進食體驗在於食物的結構而不是味道。他喜歡牛排，因為它有嚼勁和吃飽的感覺。或許你曾經短暫有過這種感覺，想想看，當你感冒鼻塞時，吃飯是否食之無味？而一旦病情好轉，食物又變得非常美味！

你是否會細嚼慢嚥？

我聽到很多家長在餐廳裡輕聲督促他們的孩子要細嚼慢嚥，忙碌時，我們很容易陷入囫圇吞棗的進食方式以節省時間，有些人甚至喜歡用喝的方式攝取高蛋白奶昔。然而在咀嚼時，我們會經歷不同的生理反應，而不單單只有吞嚥食物。當我們咀嚼食物，我們正慢慢解開其中的訊息，我們在自然的狀態下與食物形成一種複雜的關係。另一方面，當我們以喝的方式攝取食物如水果思慕昔時，我們得到的是不同的訊息，來自這種食物的信號很快會被我們的生理機能吸收，且食物的基質已經改變。不過，這種變化未必有害，它只不過是食物的另一種面貌。

你如何進食可以看出你的真相系統的概況，當你吃得很快且毫無意識地咀嚼時，你正在拒絕接受進食豐富的體驗，而吃太快的結果很可能只會讓你一下子就感到餓了，因為你沒有得到進食的完整體驗。接下來你可能還會覺得疲憊，因為消化不良帶來的沈重負擔。將食物分解成較小的單位，有助於火焰系統將它變成強大的能量。實際上，口腔是消化過程開始的地方，也是分解大多數澱粉的所在，當你透過徹底咀嚼開始飲食的過程時，你可以促進所有系統保持健康。

你的真相系統活動是否連成一體？

由於真相系統包含所有類型的活動，因此確保這些活動和諧同步進行，有助於真相系統的健康。當你在呼吸不規律的時候狼吞虎嚥，就很容易出現打嗝的情況。你或許聽過這句話：「滿口食物時不要講話。」如果你正忙著說話和聽，你可能無心於品嘗或徹底咀嚼食物。吃飯時要建立節奏，不要邊嚼食物邊說話或吞嚥，並且將你的呼吸與你咬食物時的節奏連結起來。

當你在吃飯時，只要你將你的意識放在協調的活動上，你的真相系統將會得到平衡，而且你的食物也會確實地進入轉換的過程。

進食時，你是否心存真誠和敬意？

愛系統有很大的層面是關於感恩，由於它涉及食物和飲食，因此也包含感謝每一餐。愛系統透過言語、禱告和心聲來表達這種感激之情。我們對大自然和食物的供應抱著崇敬和莊嚴之心會顯現在我們生活的其他領域。有些傳統會藉由吃神聖人士祝福過的食物來表達對飲食的敬意，或者在特定的日子裡只吃某些食物。

你的飲食與你的新陳代謝協調一致嗎？

我們都有自己的節奏，有些人直截了當地告訴我，他們不是早起的人，早餐根本沒有胃口；其他人則認為，他們通常在一天的某個時間點會感到飢餓。尊重自己身體的晝夜節律和飲食模式自有其道理，然而，你必須分辨這些模式是否是因為你習慣性以某種方式進食——反覆吃升糖指數高的含糖食物會消耗你的體力，進而使得你每隔幾個小時就渴望吃更多，又或者是你天生如此。我們有許多關於吃早餐的好處的研究，如果你有吃早餐的困難，或許還有一些折衷的方法，例如吃一小塊水果，而不是大份的蔬菜和炒蛋。

試著退一步觀察身體的飲食節奏，在某些日子改變你的時間表，看看你的模式是天生或者只是你的生活形態使然。透過這種方式，你正是對你的新陳代謝主要的監控者之一甲狀腺的節奏與平衡表達尊重之意。

你是否選擇高品質的飲食？

幸運的是，我們有選擇權。此外，我們的小大選擇都會在我們與他人的生活，以及地球的狀態產生漣漪。飲食的行為是我們每天都要做的重要選擇，正如我之前提及的，一般人一生中大約做出 84,000 個關於食物的決定，這些決定中有多少讓你感覺很好？當你面對食物的選擇時，取決的因素是什麼？成本？方便？味道？健康？也許視當下情況而定。

你的真相系統絕大部分在每一刻都會做出最佳的選擇，這是一個經過深思熟慮的優質選擇。如果你有機會吃有機食物，你還會吃基因改造（GMOs）的產品嗎？這對你而言重要嗎？你或許想要自己探索這些問題，看看哪些方面引起你的共鳴，高品質的飲食有好幾個層面。例如，如果你採購食品時，健康是你的考量，那麼當你渴望吃巧克力時，你可以考慮可可比率含量高的優質巧克力棒，而不是富含糖和乳製品的牛奶巧克力棒。本質上：魚與熊掌可以兼得！

你的飲食是否多樣化？

真相系統是從體驗中獲得，以及應用聽覺、味覺和嗅覺感官來擴大對外在世界的經驗，因此膳食的多樣化非常重要。正如我們在根源章節看到的，大多數人都陷入一成不變的飲食，或者養成固定的飲食模式，對吃早已沒什麼感覺，況且當你一直吃同樣的食物時，你也很可能對食物產生敏感或過敏，這是身體的保護機制，鼓勵你透過多樣化來維持體內穩定。

讓你的真相系統再次活化需要一系列的色彩、味道和氣味來滋養它，讓自己擁有多樣化的選擇可以提升你的選擇和體驗的能力。阿育吠陀的飲食是鼓勵均衡的冷熱食品，混合辣、酸、甜、苦和澀味，這是均衡膳食最佳的方式。

另一方面，多樣化也需要留意，太多的變化可能導致暴飲暴食，豪華自助餐就是助長飲食過量而著稱。尋釁的研究（Provocative research）表示，與一或兩個大碗相比，同樣數量的食物擺放到幾個小盤中，結果聚餐的人會吃更多的零食。另一個卡恩和汪奇的消費者研究發現，碗中巧克力的顏色只要超過三種，吃的頻率就會變高（平均多吃 43 顆巧克力）。

總體而言，讓你有飽足感的「適量」多樣化，可以預防飲食過量（太多樣化），以及避免產生食物敏感性和過敏症（太少變化）。

與真相有關的飲食活動

1. 嘗試最簡單的做法,仔細和緩慢地咀嚼你的食物,直到食物在嘴裡變成液態。專注於嘴裡分泌的大量唾液,想像它是如何從固態轉化為液態。每咬一口,看看食物帶給你什麼信息,你收到什麼洞見?你也可以練習在每咬一口食物時注入意圖。

2. 容許自己聆聽食物的訊息,選擇一種吸引你的食物,並且記錄與它交流的日誌。

3. 參觀不同類型的超市,挑選一種新的食物嘗試。

4. 你在哪方面不尊重自己,進而使飲食習慣變得虛虛實實?立下一個簡單好記的聲明,例如:現在我要盡可能照顧我的身體。

5. 下次當你和別人一起吃飯時,要留意你的說話、咀嚼和呼吸之間的平衡,它們是否同步?如果沒有,那麼你要專注於你的呼吸,並且在咀嚼時配合呼吸的節奏。

6. 吃飯時留意嗅覺的重要性,氣味會增加你進食的體驗嗎?

7. 留意關於食物周遭的語言,你如何用言語表達你的飢餓?你吃飽時的感覺?你吃的東西包裝上有哪些用語?那些是你在生活中選擇的訊息嗎?

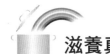 ## 滋養真相的食物

在附錄 A 中,你會看到我將七個健康系統分別配了一個符號。我選擇的真相系統符號是一個五角星,因為它代表了五種感官的複雜性:嗅覺、聽覺、味覺、視覺和觸覺,這五感也點出我們可以用舌頭區分的食物五種口味:鹹、甜、苦、酸和鮮味。我喜歡那些滋潤且提供多樣化口味的食物,因為這些對真相系統有益。

海洋植物

生長在海洋的植物如海苔、石花菜、掌狀紅皮藻、羊栖菜（hijiki）、海帶芽（arame）和昆布都是甲狀腺營養的優質來源。西方社會許多人除了壽司卷的海苔片之外，對其他可食的海洋植物並不熟悉。然而，在其他國家，特別是日本，海洋植物是一種主食，這些壯觀的植物富含來自海洋的礦物質，其中包括甲狀腺運作正常所需的碘。碘有助於調節新陳代謝。當飲食中碘含量不足時，位於喉嚨的甲狀腺可能會出現腫大的症狀。

湯品

湯代表地球食物與水元素的融合，熱湯和冷湯都是有益真相系統的健康組合。關於湯品的好處是它們需要花一點時間喝，通常你會用湯匙一勺一勺喝或一點一點慢慢喝，這樣可以讓你的飲食體驗更專注和更集中。

我很喜歡的一個方法是匯集愛和真相系統，透過我所謂的「感恩之情」，在你舀一勺食物之前，對自己說：「謝謝你」，這種懷著感恩之心讓你專注於當下，放慢進食的速度，並且在進食過程中你的心會感到滿足。你不妨試試看，即使只嘗試幾口都好。

醬汁、沙拉醬和醃漬汁

我通常不太愛買市面上的醬汁和沙拉醬，因為它們往往都含有化學品、色素和甜味劑。考慮自製滋潤和美味的醬汁吧！可以增加膳食的黏稠性和水分。例如，混合芝麻醬與少許油（芝麻油或特級初榨橄欖油），或許再淋一些檸檬汁和藥草在蔬菜或烤雞胸肉上，又或者你喜歡蔬菜或肉類淋上有機芝麻醬。注意醬汁不能過量，它最主要的用意是促使整盤菜餚更完整，只要少量就可以使鮭魚更多汁和可口或烤出來的蔬菜更令人滿意。醃漬汁，尤其是那些結合蘋果醋、萊姆汁和檸檬汁的醃料非常適合用來促使肉類質地變得更柔嫩，因為它們在入口之前就已經開始分解的過程！

果汁

　　很多市售的醬汁、沙拉醬、醃漬汁和果汁都不太健康，因為它們只提取水果的糖分而不是整個食物。我認為果汁的價值取決於它們的使用方式，如果攝取過量可能會帶來大量的糖。然而，它們也是一個獲得豐富多彩的植物營養素和滋潤喉嚨的最佳方式，我認為果汁應該在飯後少量啜飲，大約二到四盎司（約 59 毫升到 118 毫升），足以使食物在你的嘴裡充分混合和容易吞嚥即可。目前有一些關於甜菜汁、石榴汁和其他類型的全食物果汁有益於健康的有趣研究報告。

思慕昔

　　我是思慕昔的熱愛者，甚至我那愛吃「垃圾食品」的老爸也喜歡在每天早上來一杯綠色思慕昔。思慕昔的美妙之處在於它們就像正餐一樣：富含營養且高熱量，而且它們可以提供纖維、碳水化合物、健康脂肪（如椰子油或杏仁奶）和甚至優質蛋白質（如米、豌豆或有機大豆蛋白）的複合物。思慕昔的缺點是，對作為正餐而言，它們可以「一下子」就吃完了，我們在短時間內一飲而盡，但可能沒有飽足感。最好的作法是「咀嚼」你的冰沙，把它當作食物一樣。確保自己慢慢喝，花一點時間讓你的嘴巴 —— 真相系統的起始點 —— 進行初步的消化工作。

民族特色料理

　　作為一種有趣的練習，我喜歡讓客戶嘗試自己族群的特色料理，並且探索這些食物和食品的原產地，這個活動趨使他們與自己的族群談論飲食的歷史。一開始提到這個任務時，卡蘿有一點擔心，因為她之前選擇生

食，並且以為大多數族群的食物都要經過烹調。然而，當她花一些時間去亞洲超市時，她發現一些美味的食物如荔枝，她喜歡荔枝肉如香水般的氣味，並且決定將之融入她的選擇之中。

民族特色料理可以為你習以為常的世界帶來一些變化，並體驗其他文化的飲食習慣，當你吃這些食物的同時，你也正與這些食物生長的地方和族群連結，你正進入一個或許你從來都不知道的巨大知識和經驗的寶庫。

水果

富含水分的水果如西瓜、小黃瓜、哈密瓜和葡萄可以透過提供足夠的水分來打開喉嚨，以促進真相系統更容易說出真相。澀或酸的水果，如檸檬、萊姆和奇異果也可以活化喉嚨。

滋養真相系統的補充品

真相系統掌管選擇，而選擇的自由延伸到你是否決定要使用補充品。你是否積極選擇採用某些補充品，還是讓其他人——媒體、供應商和其他人為你做選擇？決定是否補充營養物質對你的生理有益，聆聽身體的智慧作為你的最終答案，你可以諮詢醫療保健專業人員針對你的需求做更明智的決定。

並且記住，當你在使用補充品時你要全神貫注，對某些人而言，吞藥丸或舀一勺液體喝下很容易，但長期下來服用補充品可能變成是一種自動化或常規，不過我認為在服用補充劑時讓自己活在當下這點非常重要。

各種形式和種類的補充品

補充劑和植物製劑有各種形式，其中包括片劑、膠囊、液體、軟膠囊、咀嚼片和粉末，吞嚥式的大片劑未必實用（或容易吞服），有時某些營養素以液體形式其生物可利用度更佳。同樣，使用咀嚼物可能會使營養

素在口腔內吸收，讓你的真相系統具有靈活的選擇，並且避免固定於任何一種傳送系統。

　　每天服用相同的補充劑可以使身體變得制式，你不妨考慮定期更換服用補充品的程序，這樣你的身體才不會變得太依賴於某一種特定的補充品，在一段時間內攝取適當的劑量有助於身體更有效地反應，你可以諮詢醫療保健專業人員關於交替或輪換你的補充品。

維生素和礦物質

　　如果你覺得除了湯品、燉菜、醬汁、果汁、茶和富含水分的水果之外，你還需要更多營養素來支持你的真相系統，那你或許可以將以下的維生素和礦物質納入你平日的膳食中。

維生素A

　　維生素 A（視黃醇）缺乏症可與碘缺乏同時發生，進而導致甲狀腺功能受損。在碘和維生素 A 缺乏症的兒童研究中發現，補充維生素 A 有助於身體利用添加碘鹽中的碘。相關詳情，請參閱第五章。硒在此也可能發揮作用，你可以在下文閱讀更多有關訊息。

維生素D

　　四個副甲狀腺腺體位於甲狀腺旁邊，但與甲狀腺功能不同，它們的工作是確保體內鈣含量足夠。為了完成這項任務，它們會釋放副甲狀腺激素以激活體內的維生素 D，進而刺激腸道中的鈣吸收。如果體內維生素 D 含量過低，副甲狀腺會開始產生更多激素，當激素過多時會造成一種名為副甲狀腺功能亢進症的情況。如果你缺乏維生素 D（醫生可以為你做實驗室檢測），這時考慮補充維生素 D 是很值得的，更多詳情請參閱第五章。

碘

碘是必需營養素，生長在土壤或採集自海裡的食物或像碘鹽等加碘的食物。

- **功能**：碘集中在甲狀腺，被用來製造控制許多生理過程，如新陳代謝等富含碘的激素。
- **缺乏**：碘缺乏症對腦發育有嚴重影響，與精神發育遲滯有關。典型的缺陷症狀是甲狀腺腫或甲狀腺腫大。
- **使用過量**：碘過多會造成口腔和喉嚨產生灼熱感、牙齒和牙齦疼痛、口中有金屬味及胃不適。
- **交互作用**：如果你正在服用甲狀腺藥物，使用前請與醫師討論。
- **與真相的關係**：如果體內碘含量太少，甲狀腺會怠惰，另一方面，有一些甲狀腺症狀可能是碘含量不足，請諮詢你的醫護人員。

硒

體內甲狀腺激素含有最高濃度的硒，因為生產和代謝甲狀腺激素需要硒。具體來說，它是將一種甲狀腺激素（T4，甲狀腺素 thyroxine）轉化為另一種（T3，三碘甲狀腺素 triiodothyronine）的輔酶因子，這種反應在甲狀腺功能減退症中無法有效地執行。在碘缺乏的情況下，硒缺乏可能使甲狀腺功能減退惡化，雖然這個主題仍討論不休，但一項研究顯示，每日服用 200 微克的硒有助於降低血液中自體免疫性甲狀腺炎的標記值（稱為抗甲狀腺過氧化物酶），相關訊息請參閱第六章。

維護甲狀腺和喉嚨

位於真相附近的甲狀腺是控制全身新陳代謝的主要關鍵之一，鑒於火焰系統包含轉化和能量交換的器官，真相系統則是提供這些過程一個架構，並且協調其中的激素分泌，另外它還決定整個身體（不僅是消化器

官）如何整合獲得的能量。

喉嚨是表達的管道，它控制著呼吸時的吸進和呼出：食物靠它吞嚥和接受；聲音靠它形成和發聲。當表達某些想法、感覺或意見時，喉嚨可能會變得乾燥，甚至變成喉嚨痛或咽喉炎，特別是如果你對某些事物發炎，因此保持喉嚨濕潤和潤滑對流暢的表達很重要。

以下是維護甲狀腺和喉嚨，有助於平衡你的真相系統的幾種補充品：

甘草

甘草（*Glycyrrhiza glabra*）具有許多屬性，很適合在喉嚨痛時服用，除了有助於清除黏液外，還可以舒緩和潤喉。針對喉嚨痛可以將 1 茶匙的甘草浸泡在熱水中 2 ～ 3 分鐘當作茶飲用，或者口含一片生甘草，此外，懷孕時請勿使用甘草。過量使用長時間（長達幾週）會導致體內鈉和體液水平的改變、電解質失衡和血壓升高，使用時避免與抗高血壓藥物、抗凝血劑、皮質類固醇和雌激素一起使用。另外，它可能具有雌激素作用，因此如果有激素敏感性疾病則不要服用。

藥蜀葵（Marshmallow）

藥蜀葵（*Althaea officinalis*）的根和葉是一種傳統治療喉嚨痛的方法，就像滑榆樹一樣，它含有黏液具有潤喉的作用，有助於抑制咳嗽。它通常是用乾燥的葉子或根泡成茶，孕婦或哺乳期婦女要避免服用。另外，它可能會降低血糖並且導致排尿增加（利尿），因此，當與含有降血糖作用的補充品或促進排尿的藥物一起使用時要格外小心。當使用藥蜀葵的根或葉子時要與其他藥物分開，因為它會影響藥物在腸道內的吸收。

海帶／墨角藻（Bladderwrack）

海洋植物如褐藻（*Fucus vesiculosus*）可以滋養真相系統，因為它們

富含碘。請注意，海洋植物也容易累積海洋中的重金屬，如鎘和砷，攝取太多可能會導致甲狀腺功能減退症或甲狀腺功能亢進症（類似於碘的影響）。如果你正在服用甲狀腺或抗凝血藥物，使用前請先諮詢保健醫生。

滑榆樹（Slippery Elm）

這種來自北美落葉樹（*Ulmus rubra*）的樹皮含有黏液（或複合糖與蛋白質長鏈），當口服時可以在如喉嚨的黏膜表面上提供一層舒緩的薄膜。滑榆樹通常是錠劑形式，用於舒緩咽喉痛和咳嗽，孕婦和哺乳期婦女應避免使用。

黃豆

即使大豆蛋白有助於預防心血管疾病（見第八章），但它可能會使甲狀腺疾病患者的甲狀腺激素分泌降低，特別是碘缺乏症（見上文關於碘的內容）。對於那些有碘缺乏症和甲狀腺問題的人應限制攝取大豆。

過敏和鼻竇炎保健

過敏的症狀涵蓋根源（免疫）和真相（鼻竇）系統，過敏性鼻炎（通常稱為鼻子過敏或花粉症）是過敏類型的具體徵兆。當免疫系統對環境物質如動物毛屑、粉塵、黴菌或植物花粉過度反應時，真相系統會受到一系列症狀的影響，其中包括咳嗽、頭痛、鼻子、喉嚨或嘴巴發癢、皮膚發紅和眼睛流鼻水、失去味覺、打噴嚏、喉嚨痛和喘息。過敏性鼻竇炎提醒我們檢視在我們身處的環境中，我們對什麼反應過度。

藍綠藻

藍綠藻（*Spirulina platensis*）是一種來自海洋的單細胞生物綜合混合體，它含有多種營養成分，包括蛋白質、維生素 B、脂肪和礦物質。它已

被證實可以刺激免疫功能，並且減少過敏反應的症狀，每天攝取特定螺旋藻補充劑 2 公克持續十二週可以降低過敏性鼻炎患者的發炎指數（白細胞介素 -4）。選擇確保沒有藍綠色物種污染物的補充品，這些污染物會產生可能致死的毒性肝臟物質，如果你有自體免疫性疾病或正在服用免疫抑製劑時請勿服用，其副作用包括胃腸道不適。

紫蜂斗菜（Butterbur）

紫蜂斗菜（*Petatites hybridus*）的葉、根莖和根可能有助於減輕過敏性鼻炎的症狀。不含該植物本來具有的有毒化合物（吡咯里西啶類生物鹼 pyrrolizidine alkaloids）的特定紫蜂斗菜提取物補充品，已被證實可以有效改善鼻子的症狀。它似乎可以降低過敏性鼻炎患者血液內與免疫反應相關的化合物（例如組織胺、白三烯）。特定的紫蜂斗菜提取物可用於短期以緩解過敏性鼻炎的症狀。它也可能對偏頭痛有效，其副作用包括打嗝、頭痛、眼睛癢、腹瀉、哮喘和疲勞，而且有些人會對蜂斗菜屬的植物產生過敏，或是因服用紫蜂斗菜而影響某些藥物的新陳代謝，因此在選擇時要確保提取物不含生物鹼。

普通感冒

儘管過敏是由於免疫系統過度活躍引起的，但是當個體免疫防禦力較低病毒侵入時，這時就可能會導致感冒。在第五章中討論用於維護免疫功能（特別是維生素 C、鋅和紫錐花）的補充劑有助於真相系統對抗感冒的症狀。

槲皮素和鳳梨酵素

每日在飯前五至十分鐘服用槲皮素 250 ～ 600 毫克三次，可助於舒緩因發炎引起的過敏性反應。實驗證實，如果槲皮素與鳳梨酵素（每日三次

400 ～ 500 毫克／ 1800 ～ 2000 mcu 鳳梨蛋白酶）一起使用效果會更好。鳳梨酵素的副作用包括對鳳梨和胃腸道失調的過敏反應,當與其他具有抗凝血作用的補充劑或藥物一起使用時要格外小心,另外鋅可能會抑制鳳梨酵素的活性,因此要分開使用,其他相關詳情請參閱第六章。

刺蕁麻（Stinging Nettle）

　　刺蕁麻植物（*Urtica dioica*）其地上部分傳統上被用於治療過敏和過敏性鼻炎,其在症狀一開始時服用似乎效果最好,其效益可能是由於含有檞皮素。檞皮素具有抗發炎的作用,並且抑制免疫細胞釋放組織胺,其副作用包括腸胃道不適、出汗和過敏性皮膚反應。蕁麻如果與影響血壓、血糖、中樞神經（CNS）抑制、流體排泄和凝血等藥物或補充品一起服用時會產生交互作用。一般治療過敏性鼻炎的劑量為 300 毫克,每日三次。

口腔保健

　　顳下頜關節（TMJ）問題在於下頜肌肉的緊繃和壓迫,TMJ 問題可能演變成發炎性疾病如骨關節炎。對於 TMJ 骨關節炎的患者,使用保健關節的營養補充品可能有助於改善症狀。如果你有 TMJ 問題,你不妨問自己：

　　有什麼是我沒有說出口的？

　　與其用言語表達你的想法,你或許可以試著用其他方式表達你的感覺,例如日誌、唱歌或者開發可以支持你的個人咒語。

硫酸鹽葡萄糖胺（Glucosamine Sulfate）

　　在一項 TMJ 骨關節炎患者的研究中,相較於服用布洛芬（ibuprofen）的患者,每日服用三次 500 毫克的硫酸鹽葡萄糖胺的疼痛舒緩效果更好。

感官保健

真相系統透過聽覺、嗅覺和味覺為你提供通向外在世界的大門，如果這些感官中任何一個功能失常，你要檢視生活中是否有任何阻礙或屏障阻止你接觸周圍環境或體驗生命，其中有兩種關鍵礦物質鎂和鋅最能夠支持這些感官系統。

鎂

在人類和動物的研究中證實，鎂補充品即使在低劑量下也可以預防因噪音引起的聽力受損，相關詳情請參閱第八章。

鋅

補充鋅（25 ～ 100 毫克）可能有助於體內鋅含量過低的人的味覺功能障礙（稱為味覺減退 hypogeusia）。它也可能改善因服用藥物、放射線和創傷後各種味覺的障礙，相關詳情請參閱第五章。

10

靛青色的洞見

永遠保有好奇之心，因為知識不會主動上門，而是要
追求才能得之。

——蘇迪·貝克（*Sudie Back*）

關鍵字

專注、夢想、幻象、創造力、靛青色、洞見、直覺、情緒、洞察力、
睡眠、盤旋、思維、願景、顯化、智慧

　　洞見系統，使我們開始區分幻象和事實，簡單地說，透過我們內在的「洞見」，我們可以從生活經驗的全貌中發現需要學習及成長的課題。當你對你的洞見完全敞開時，你就已經具備更深入瞭解真實自我和人生必然道路的覺知工具。健康的洞見系統會與你的內在願景和夢想同步，當你的生活與你的內在覺知一致時，你的想法和行動是果敢堅定的。

　　每當我們沈思、空想、沈睡或作夢時，我們的頭腦就是忙著與洞見系統交涉。夢境是重要的線索，因為通常包含可以應用於醒來時生活中的具體符號、有價值和有意義的真理。由於我們透過內在的直覺獲得無限的力量，所以我們很容易不知所措。然而，當我們能夠看待我們的思維如同過往雲煙，允許它們經由我們川流不息，而不是像棉花糖一樣黏著我們，這樣我們才會更健康也更自由，不再受困於自己的想法和生活瑣事，並且可

以分清楚事實與虛構的差異。將生命視為一部電影，看著它在面前展開，而不是卡在或執著於其中某個部分，這才是洞見系統的大智慧。

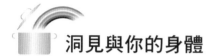

洞見與你的身體

洞見系統包括眼睛、前額和控制我們內分泌腺準確分泌的腦下垂體，它是體內激素的平衡和整合中心。洞見會監督大腦和思考，因此與神經傳導物質的生產和運作有直接的關聯，如血清素和多巴胺。透過這種連結，我們的情緒和人格呈現有很大的部分是受到洞見的影響。

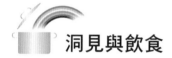

洞見與飲食

我發現人們在日常飲食中缺少的其中一個特徵是他們的直覺。我們過於注重飲食的理論，也就是重視外在大於內在。你可以問自己以下的問題，關於你的洞見與你如何進食之間的關係。

你是屬於直覺型的進食嗎？

在第五章中，我們探討了身體對食物需求的議題，這是一個主動的過程，它可協助你更能辨別與閱讀你的生理需求。直覺型飲食可以是一種主動和被動的過程。有時你可能會有種強烈的感覺，覺得你的腸道需要吃某種食物，像是突然間覺得吃一些清蒸菠菜也許會讓身體更舒服。然後當你吃下菠菜，你體驗到一種內在與外在整合的感覺，產生一種共鳴與更有活力。

在其他時候，你可以直覺地知道你需要吃什麼，也許你正在看一份選

擇多樣的菜單，卻不知該點些什麼，這時不妨問你的身體它需要什麼，然後展開有意識的對話。又或是尋求內在引領你從菜單上選擇適合你的健康佳餚。你可能會對自己選擇的飲食感到驚訝！學習如何聆聽、信任和尊重你的飲食直覺非常重要，你聆聽得愈多，你得到的也會愈多！

若你與你的直覺不同步，每當遇到飲食抉擇的時候，你可能會發現自己面臨「分析癱瘓」的窘境。尤其在經過大量理論飲食的洗禮，透過減少主要營養素的卡路里或是各種千奇百怪的飲食風潮下，使得你的飲食直覺早已被扼殺。與其被教條式的飲食指南塵封你的直覺，不如用心領會這份盤旋在潛意識的強烈直覺。

你有成癮的食物嗎？

有些人可能覺得他們嗜吃某些食物，而且這種癮頭超越偶爾的慾望讓人無法克制，導致他們成為洞察系統的指揮官。其中一個常見的食物成癮是甜食，因為它們提供爆發性的能量從四面八方傳送燃料給神經元突觸，也許你對某種特定食物難以抗拒，巧克力是最普遍的一種。

深入瞭解食物成癮的一個方法是探索內在，當你瞭解你與食物的更深層連結時，你就更容易克服食物的癮頭。請一個你信任的人反覆說出你的成癮食物名稱，通常大約二十遍左右，每當你聽到這個名稱時，說出你第一個浮現在你腦海的詞彙，請對方把它寫下來，這個過程要不帶評斷快速持續地進行，等到練習結束後，檢視這二十個詞彙是否存在著某種模式，或者利用這二十個詞彙創作一個故事。做這個練習時請閉上眼睛，好讓你可以集中注意力，不受到任何外界干擾而分心。引導你的人只可以寫下你的反應，並且不作任何評論。如果你發現你的腦袋一片空白想不出來，那麼就靜待一個詞彙、感覺或思緒浮現。當你耐心等待給自己一些時間，你的直覺往往會揭露答案。

當我在工作坊中面對一群客戶時，我經常會要求一名有強烈食物成癮

的自願者示範，然後我們一起解開癮頭背後的原因。我目睹了關於食物成癮幾個驚人的發現，從童年記憶到喚醒某人生命中更偉大的事物都有。例如，冰淇淋對一個人之所以有強烈的吸引力與她天生的孤獨感有關。當她還小時，她經常和鄰居的孩子在夏天的時候一起去當地的冰淇淋店。成年後，她感到孤立，因此下意識地吃冰淇淋以此來喚起對社區和友誼的記憶。在她進行這項活動之前，她完全不知道這兩者之間的關聯。

你是否有滋養你的大腦和情緒？

食物和情緒之間存在著明顯的關係：食物會影響我們的心情，而我們的心情肯定會驅動我們對食物的選擇。你或許聽說過糖和兒童過動症之間的關聯，大腦使用葡萄糖作為燃料來源，當它被糖淹沒時，這時過剩的能量勢必向外釋放。

反過來，吃火雞肉或喝溫牛奶可能會讓你想睡覺，如果你還記得第五章，這些是很基本的食物，可以減緩身體的反應和使人安定下來。此外，它們會促使大腦產生化學變化。例如，火雞肉含有胺基酸色胺酸，它是血清素的結構單元，也就是大腦中使我們感覺「良好」的神經傳導物質。

你的心情也可能迫使你以某種方式進食，正如我們在第六章提及，如果你不去感覺你的情緒，最終你可能會利用食物和吃來壓抑它們。雖然情緒是赤裸裸且短暫的，但其產生的心情卻讓人揮之不去，你的心情可能讓你連續好幾天都吃巧克力，或者「你正值某種心情」讓你三餐都要吃檸檬雪糕。

洞見系統與愛和心流系統息息相關，在第六章中我們探討脂肪和油脂是大腦物質的主要成分，你的思想和行為強烈受到大腦中必需脂肪含量的控制。當你的情緒流無法暢行時，你的愛和洞見系統將受到波及。相對於洞見，這種狀態的表現為抑鬱症，而攝取健康的脂肪可以促進體內的流動性，從心流系統一路延伸到洞見系統，這有助於緩解抑鬱症。

你是否會利用飲食來提高專注力？

專注力歸屬於洞見系統，可以透過飲食大幅提升。當你為了考試必須用功學習或必須完成一項耗費體力的工作時，這時你的大腦是活躍的，而食物可以供給大腦所需的能量，好讓你保持專注。對於難以集中注意力的人而言，更應該避免吃一些會刺激大腦的食物或飲料。

你是否會利用飲食來改善你的睡眠？

當你用腦過度時，你可以利用食物來放鬆身心，特別是在工作一整天之後。許多人無法克制吃宵夜的習性，而這可能會使洞見系統失去平衡，其中包括睡眠模式、晝夜節律和激素週期。你的睡眠品質可以透過改變適合你的節奏的飲食週期來改善，大多數人在睡前兩三個小時不進食的情況下，睡眠品質更好。如果你在睡覺前吃飯，你的大腦（和腸道）可能仍處於過度活躍期，反而讓你整夜睡得不安穩。另一方面，在就寢前吃一些微量蛋白質可能有助於更深層的睡眠品質。

你或許會發現，臨睡前或晚上吃某些食物會影響夢境質量和強度。在晚上吃高糖或咖啡因的食物會讓大腦在睡眠期間過度活躍，創造出逼真寫實的夢境，甚至是可怕的惡夢。若想要創造平靜詳和的夢境，那就要減少夜間的進食。

與洞見有關的飲食活動

1. 在你開始吃飯之前，利用五分鐘冥想淨空你的大腦，放下所有會干擾你進食的思緒。
2. 創作一個徘句或咒語，讓你可以將精神能量集中在你與食物的關係上。例如，如果你沈迷於大量的食物，並且發現自己在餐後有一大堆自責的念頭，那麼你就用咒語如「我吃下的份量符合我的需求」來重新啟動你的洞見。

3. 在市場裡練習運用直覺選擇食物。你聽到什麼？你看到什麼？這些感官信號觸發器是否引起你的注意力？

4. 試著調查食物與夢境之間的關係，留意你的夢境是否出現任何特定的食物，這個食物對你有什麼意義？你吃下的食物如何改變你的夢境？

5. 談到食物，你是否也是「分析癱瘓」的受害者？你的生命是否在「營養素數字」中度過──計算卡路里、脂肪含量等？試著記錄與內在那位營養精算師的對話。

6. 你的心情如何受到食物的影響？當你吃某些食物時，你是否感到愉悅？吃某些食物時是否感到疲累和沮喪？簡要記錄進食前後食物如何影響你的心情。

7. 你如何擴張你的個人飲食體驗，將之與無垠遼闊的行星飲食意識連結？你可以採取哪些行動協助其他人飽足（例如參與慈善廚房）或者支持供應糧食的那份神聖精神（例如贊助那些致力於有機耕作的組織）？集思廣益，協助提升健康飲食的全球意識，並在一年中的每一季採取行動。

8. 你是否對什麼特別的食物上癮？成癮的根源是什麼？一個記憶？一種感覺？一個想法？

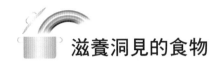

滋養洞見的食物

　　洞見系統的食物往往為更強烈的濃縮食物，只要攝取少量就會產生大幅的生理或心理反應。當然，在洞見系統與其潛在的執迷性質，這些食物在體內的反應可能讓人難以招架，最後演變成不是令人暈頭轉向就是一次又一次無法自拔的成癮。然而，在其他時候，它們在精神上或許更具有洞

見力、防護力和刺激性，洞見系統的智慧會讓我們選擇適合平靜或刺激精神屬性的食物。

類黃酮化合物

　　苯二氮類藥物（Benzodiazepines）中，地西泮（Valium）是知名的藥物，它透過其鎮靜、催眠、抗焦慮和肌肉鬆弛的作用協助人們感覺更平靜。這些作用被認為部分是由於藥物增強大腦中 γ- 胺基丁酸（GABA）神經傳導物質受體特定部位的能力，而食物中某些的植物化學物質的成分稱為類黃酮，其作用機制類似苯二氮類藥物：它們能夠通過「挑剔」的血腦屏障，並且駐紮在大腦受體上。

　　一九八八年丹麥小組發表其中一篇最早關於植物類黃酮與這些抗焦慮受體結合的研究報告，他們從名為 Karmelitergeist 的檸檬香蜂草、肉荳蔻、肉桂和歐白芷根的酒精提取物中辨識出一種最活躍的化合物，這種類黃酮被稱為穗花杉雙黃酮（amentoflavone），和地西泮一樣具有綁定某些大腦受體的強力作用。從那時候開始，大量類黃酮被發現，並且確定出一些普遍的類型，其中包括山奈酚（kaempferol）、楊梅素（myricetin）、槲皮素（quercetin）、芹菜素（apigenin）、木犀草素（luteolin）、橙皮素（hesperetin）、柚皮素（naringenin）、兒茶素（catechins）、表兒茶素（epicatechins）、花青素（anthocyanidins）和花青基（cyanidins）。根據研究報告，特定植物中的黃酮類化合物會影響大腦受體，其中包括：

- 芹菜素，取自德國洋甘菊（*Matricaria chamomilla L*）乾燥花朵提取物
- 芹菜素，取自德國洋甘菊（*Matricaria recutita L.*）乾燥花穗
- 黃岑素（Baicalein），取自黃岑（*Scutellaria baicalensis*）
- 白楊素（Chrysin），取自傳統的藥用植物西番蓮（*Passiflora coerulea L*）

- 表沒食子兒茶素沒食子酸酯（Epigallocatechin gallate），主要集中在綠茶
- 黃酮（Flavones），取自鼠尾草（*Salvia officinalis L.*）葉的提取物
- 黃酮苷（Flavonoid glycosides）取自根杏葉提取物
- 茯苓，取自甘草（*Glycyrrhiza glabra*）
- 槲皮素和山奈酚，取自菩提樹花
- 槲皮素，取自石南（heather）

抗焦慮藥物如苯二氮類藥物有許多副作用，其中包括鎮靜、失憶和動作機能失調，這就是為何一些研究人員要探索更安全的選擇。事實上，一項動物研究顯示，與地西泮相比，類黃酮如白楊（chrysin）和芹菜素在學習事務上沒有類似健忘的效應，即使在高於所需劑量的情況下也是如此，而且實際上，芹菜素還可以稍微提升訓練期間的表現。

整體而言，細胞和動物的研究顯示，存在於食物和藥草中的類黃酮可能對大腦和神經健康有益。雖然我們尚不知這些結果是否適用於人類，但在我們知道確實答案之前，在日常飲食中添加更多含黃酮類的食物是值得一試的。

食物與情緒

以下是美國農業部列出類黃酮化合物含量最高的一些例子，其順序依劑量大小由高至低排列（每 100 公克可食用部分的重量所含的類黃酮毫克）。如需更多關於類黃酮含量資訊，請參考美國農業部營養資料庫網站（ars. usda.gov）：

可可豆	8606 毫克
接骨木果濃縮果汁	520 毫克
新鮮接骨木果汁	518 毫克
黑莓濃縮果汁	355 毫克
新鮮黑色覆盆子	324 毫克
新鮮歐洲越橘	289 毫克
乾燥無糖可可粉	261 毫克
角豆莢粉	236 毫克
新鮮歐芹	233 毫克
新鮮菊苣	204 毫克
新鮮黑莓	138 毫克
新鮮野生藍莓	133 毫克
沖泡綠茶	120 毫克
沖泡紅茶	119 毫克
新鮮蔓越莓	99 毫克
新鮮羽衣甘藍	93 毫克
新鮮紅色醋栗	79 毫克
新鮮金橘	79 毫克
黑醋栗果汁	78 毫克
沖泡白茶	75 毫克
新鮮康科德（Concord）葡萄	73 毫克
新鮮芝麻菜	69 毫克
新鮮芥菜葉	63 毫克
冷凍巴西莓	62 毫克

含有咖啡因的食物

咖啡因具有改變心情的作用，想想含有咖啡因的食物：咖啡、紅茶、綠茶或是巧克力等，你會發現這些食物普遍存在於社會。根據個人狀況，一定數量的咖啡因有助於刺激洞見系統。對於不使用或偶爾使用咖啡因的人而言，低劑量（小於 200 毫克）就具有意識和幸福感提升的作用。然而，反覆使用可能導致對咖啡因的依賴。

對於大多數人來說，咖啡是清晨和下午必要的一種儀式。然而，當我們不斷刺激我們的頭腦時，反而會產生對咖啡因的需求，結果成為一種癮頭，甚至造成輕微的戒斷症狀，例如早晨疲累感。當我們不自知地一味攝取某種食物，我們就可能增加上癮的風險。隨著繼續使用咖啡因，結果很可能促使洞見系統失衡。於是在攝取咖啡因後，你可能會意識到你靜不下來，對手邊的工作或簡單活動無法專心，因為你的頭腦過於「活躍」。

當重度咖啡因成癮者試圖一天不喝咖啡或進行排除飲食法時，他們會立即出現一些症狀，有些甚至可能非常嚴重。身體釋放咖啡因的方式與藥物相同——身體晃動、出汗和疼痛幾天，情況取決於咖啡因攝取的時間長短與數量。最終，身體會回歸到原來的狀態。大多數人留意到，一旦戒掉對咖啡因的「需要」，他們就不再感覺那麼焦慮了。

當然，在另外一方面，含有咖啡因的食物在適當的情況下使用有助於思緒清晰和提神。記住，重要的是要每天聆聽身體的需要，好讓你可以為身體的活動力提供適當的燃料。

可可

可可也可能改變你的心情，因為它含有幾種化合物可以改變腦神經化學，讓你有種「戀愛中」的欣慰感。加入牛奶或糖製成的巧克力可能具有改變大腦的這些作用，許多人藉由巧克力來安撫情緒。然而，研究人員麥克德爾米德（Macdiarmid）和海瑟林頓（Hetherington）揭露，以吃巧克

力來安撫情緒只會造成反效果引發消極的情緒。從純粹食品科學的層面上來看，目前有許多研究都吹捧巧克力的好處。除了咖啡因之外，純可可含有相對較高的抗氧化劑類黃酮，有助於擴張我們的血管。一些研究人員建議，由於這些化合物，可可或許對心臟有益，因此每天攝取少量黑巧克力可能有助於降低血壓。

或許其他食物難以取代巧克力的渴望，巧克力有其獨特之處。在賓夕法尼亞大學米契那（Michener）和羅辛（Rozin）的研究中，他們給予受試者內含取自巧克力的治療性保健活性物質膠囊，其他人則給予白巧克力棒，裡面不含一般可可常見的活性物質，第三組則是牛奶巧克力棒。結果顯示，與其他兩組相比，第三組受試者對巧克力的渴望較少，因此身體渴望的未必是其中的健康活性。或許是因為巧克力帶來的感官效應（甜中帶苦，滑順的口感），再加上其內含的活性，才使得人們愛不釋口。

香料

現在你的廚房裡就有一個藥房，那就是你的香料櫃。善用香料就像手邊擁用一個治療用的植物和藥草寶庫，如同膳食補充劑一樣。香料是辛辣物質，只要少量即有強烈的調味作用。此外，許多這些植物效力強大，因此也具有藥用的性質。例如，咖哩粉具有很強的抗氧化活性，研究顯示多吃咖哩有助於認知功能。事實上，咖哩粉中的主要香料之一，薑黃中的薑黃素類化合物（curcuminoid）已被證明對發炎和氧化應激具有廣泛的正面效應。在你的膳食中加入各種香料，好讓你獲得各種植物化學物質以療癒你的全彩本我。

某些香料與其他香料搭配具有相得益彰的效果，例如黑胡椒搭配薑黃比各自單獨使用更好。黑胡椒會增強薑黃中薑黃素的吸收和活性，此外，這些香料可以預防烹飪時產生的一些有毒化合物。一些研究指出，含有薑黃和迷迭香等香料的漢堡肉所產生的致癌化學物質較少。某些補充品，如

魚油，如果其中內含一點迷迭香則有助於保護其避免暴露在氧氣中所引起的損害。我相信地中海飲食的一部分藥性影響很可能是因為他們在菜肴中善用大量的香料。

以下是一些有助於洞見系統的香料：

多香果（Allspice）

大茴香（Anise）

羅勒（Basil）

芷茴香（Caraway）

小荳蔻（Cardamom）

辣椒粉（Chili powder）

芫荽（Coriander）

小茴香（Cumin）

咖哩（Curry）

蒔蘿（Dill）

茴香（Fennel）

胡蘆巴（Fenugreek）

薑（Ginger）

辣根（Horseradish）

薄荷（Mint）

肉豆蔻（Nutmeg）

胡椒（Pepper）

鼠尾草（Sage）

薑黃（Turmeric）

芥末（Wasabi）

身為營養學家，我認為在烹調中經常使用香料的好處不計其數，因為它們對減緩發炎、幫助消化和促進排毒十分重要。疾病的主要過程為氧化和發炎，而香料則是抗氧化和抗發炎植物化合物的強效來源。事實上，人們發現經常使用各種香料的文化通常更健康。例如，根據過去的數據中，可以發現印度的老年癡呆症發病率較低，這很可能是由於在烹調中使用咖哩。在地中海地區——希臘、義大利和西班牙——香料是烹調膳食不可獲缺的重要部分，因此，關於宣稱這個地區的飲食有許多健康的益處並非只是巧合。

每個廚房必備的三種香料分別為肉桂、迷迭香和薑黃。

肉桂——備受歡迎的血糖平衡高手

這種廣受歡迎的香料被用於世界各地的美食，取自於熱帶常綠樹的樹皮，肉桂在古代被認為是神聖的。在美國和歐洲，肉桂是最受歡迎的甜點，例如蘋果派。

幾個世紀以來，印度和中國醫學體系早已經使用肉桂作為一種藥物。在阿育吠陀中，將肉桂用於治療呼吸道疾病、胃部不適、肌肉痙攣和糖尿病；在中醫，它的「溫性」特質被用在治療呼吸道疾病和肌肉疼痛。

肉桂有助於第 2 型糖尿病患者，因為它具有短期和長期控制血糖的屬性。局部使用時，肉桂可用於防曬乳液、鼻噴霧劑、漱口水、牙膏，以及作為傷口癒合、抗微生物和抗真菌性質的抗刺激藥劑。

你可以嘗試將肉桂枝放入牛肉或素食燉菜或扁豆湯中，以增添特殊的風味。你還可以將肉桂與薄荷及荷蘭芹混合加入碎牛肉中製成漢堡或肉餅，或將其加入燉飯中。此外，一夸脫（約一公升）的熱紅茶加上兩杯蘋果汁，再放入一點肉桂即可製成風味絕佳的香料茶飲。

迷迭香——風味女王

在地中海地區非常普遍，迷迭香在乾燥、陽光充足的沙質地區生長茂盛。迷迭香這個詞起源於基督教傳統中的「瑪麗之袍」（robe of Mary），最終則演變成「迷迭香」（rosemary）。早在中世紀的歐洲，法國就會在醫院裡燃燒迷迭香和杜松漿果以淨化空氣和預防疾病。

迷迭香已被證實具有許多健康益處，其中包括抗菌、抗病毒、抗發炎和抗氧化。研究還指出，迷迭香有助於皮膚炎、記憶力、癌症、肝硬化、血凝塊、中風、關節炎、糖尿病、潰瘍、尿道感染和抑鬱症。

迷迭香是一種味道濃郁的堅硬香料，是烹調肉類的好搭擋。可以把整枝迷迭香放在烤羊肉上，或者將小枝放在整隻雞或魚的腹腔中，烹調後則整枝迷迭香去除和丟棄。迷迭香在長時間烹調時不會慢慢失去其味道，所以很適合用來煮湯和燉菜。你也可以將葉子切碎加到蕃茄湯，或用它來增添味道強烈蔬菜的風味，例如球芽甘藍、捲心菜和茄子。

薑黃——香料界的超級巨星

深黃色的薑黃又稱為「印度黃金」，常用於印度美食之中，是咖哩粉中的主要香料和成分。它具有五十多種療癒作用，其中包括以下的傳統用途：

- 作為舒緩消化問題的抗酸劑
- 作為加速傷口癒合和預防感染的粉末（印度的繃帶含有薑黃）
- 作為減輕頭痛的止痛劑
- 作為一種興奮劑，改善血液循環
- 作為外用膏解決皮膚問題
- 作為舒通鼻腔的減充血劑

薑黃也被稱為「抗癌香料」，數百份研究顯示它可以抑制引發癌症的基因活化，阻礙腫瘤細胞擴散，預防正常細胞轉移成癌細胞，並且殺死突

變成癌症的細胞。

在廚房你可以多多使用薑黃，將它添加至炒菜、肉類、家禽或魚類食譜。它可以使湯品和燉菜更加美味，同時可用於十字花科蔬菜，以增加對抗毒素的防護力，並且促進健康的毒素代謝。

酒精

任何改變你的意識的物質都會影響你的內心洞察力，對於一些人來說，一點酒精可能有益和有助於治療，但太多可能會導致憂鬱或無法思考與專注。當然，我們耳聞紅酒中許多植物生物活性物質如白藜蘆醇和多酚的益處，但代價又是什麼？有些人可能會說，由於紅酒或精釀啤酒內含的療癒化合物，所以酒精的作用相對會減少。然而，矛盾的研究指出，有些顯示它可能有益於心血管健康，但有些顯示它也可能導致癌症或脂肪肝，或對身體敏感的人產生其他症狀。我認為，酒精攝取量取決於個體的狀況，並且基於遺傳學、環境等多種因素，以及如何「使用」。

藍色與紫色食物

藍色與紫色的食物，如葡萄、藍莓和黑莓含有名為花青素的抗氧化劑。相對於其他抗氧化劑，這些抗氧化劑在抵抗有害自由基方面具有最「強效」的力量。花青素類化合物家族具有保護大腦和神經系統免於受到壓力損害的作用，多攝取它們有助於滋養洞見系統。

藍色與紫色蔬菜和水果包括：

黑莓

藍莓

波森莓

茄子

無花果

紫藍莓

李子

紫甘藍

紫葡萄

紫羽衣甘藍

紫馬鈴薯

葡萄乾

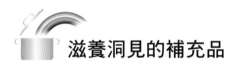 ## 滋養洞見的補充品

　　與火焰系統一樣，你可能需要從飲食中清除某些食物和物質，以協助你的洞見系統。為了彌補這個缺口，你要攝取特定的營養物質，好讓你的洞見系統發揮到淋漓盡致。以下我將探討有助於大腦健康，特別是神經傳導物質生成和提升認知功能的補充品。

主要營養素補充品

　　正如其他章節所述，我們的健康系統需要一些核心的主要營養元素，因此洞見系統也不例外。在本節中，我將探討胺基酸和脂肪酸對洞見系統的作用。

胺基酸

　　神經傳導物質是胺基酸如麩胺酸和甘胺酸，或者是由胺基酸所製成，例如 5- 羥色胺酸（血清素）就是由色胺酸製成，而多巴胺、腎上腺素和去甲腎上腺素則均來自酪胺酸合成。胺基酸甲硫胺酸與 ATP 結合可製造促進神經傳導物質生產的化合物 S- 腺苷基甲硫氨酸（SAM）。因此，將

健康完整的蛋白質來源納入飲食中非常重要，以提供廣泛的必需胺基酸。這些胺基酸透過其「興奮」和「抑制」的作用有助於平衡大腦的活動。

必需脂肪酸

　　大腦和眼睛需要長鏈必需脂肪，特別是 omega-3 家族，其中兩種來自魚類的脂肪酸尤其重要：二十碳五烯酸（EPA）和二十二碳六烯酸（DHA）。每日補充兩次 1 公克的 EPA 可以改善抑鬱症，提振心情，並且改變性格，例如降低攻擊性。對於精神分裂症患者，除了現有的治療之外，每日分別攝取共 1 ～ 3 公克劑量的 EPA 或乙基酯 EPA（ethyl-EPA）可能有助於治療的效果。目前每日 1 公克的乙基酯 EPA 已用於治療邊緣性人格障礙。

　　DHA，另一種必需長鏈 omega-3，大量存在於大腦中（約三分之一的大腦為 DHA）。餵養含有較多必需脂肪母乳的嬰兒相對於餵養嬰兒配方奶的嬰兒，長期下來往往具有更好的認知能力。DHA 可降低與老化相關的黃斑部病變的風險，改善注意力缺陷多動障礙，增強夜視力。對於嬰兒大腦發育而言，建議懷孕婦女每天攝取 200 毫克 DHA，而對於增強夜視力則每日攝取 480 毫克 DHA。

　　EPA 和 DHA 均應在用餐時一起服用。此外，它們可能會干擾抗凝血藥物的作用並且促進內部出血，因此在術前或術後禁止使用。

維生素和礦物質

　　你可能已經推測到，維生素和礦物質在促進大腦健康方面具有廣泛的作用。在本節中，我將探討一些我認為對你的洞見系統非常重要營養素。

維生素A

　　維生素 A（視黃醇）是健康視力必需的營養素，在缺乏維生素 A 的情

況下可能產生夜盲症，如果不治療，最終會惡化造成視力喪失。維生素 A 補充品通常用於改善視力與眼睛相關的疾病如老化黃斑部病變、青光眼和白內障等。我在第六章中提及的 β- 胡蘿蔔素會轉化為維生素 A，但每個人轉換的效率不盡相同，更多詳細訊息請參閱第五章。

維生素B₆

這種維生素可視為將 L- 色胺酸轉化為 5- 羥色胺（血清素），以及將 L- 酪胺酸轉化為去甲腎上腺素的輔助酶。因此，維生素 B₆ 不足可能導致抑鬱症或情緒變化。它在精神疾病和相關症狀如阿茲海默症、多動症、學習障礙和焦慮中可發揮作用。每天攝取高達 100 毫克可能有助於治療經前抑鬱症，相關詳細訊息請參閱第七章。

維生素B₉

這種維生素通常被稱為葉酸。與洞見系統相關的葉酸缺乏症狀包括抑鬱、失眠、健忘、煩躁和焦慮。同型半胱胺酸值偏高似乎與抑鬱症有關，除了飲食攝取之外，每天攝取 800 微克的葉酸已被證實可以顯著降低血液中的同型半胱胺酸值，更多相關詳細訊息請參閱第五章。

維生素B₁₂

維生素 B₁₂ 補充品常用於記憶衰退、睡眠障礙、阿茲海默症、抑鬱症和精神疾病等。維生素 B₁₂ 缺乏可能導致認知受損、性格和情緒障礙。每日口服 2 ～ 5 毫克維生素 B₁₂（cyanocobalamin）可治療維生素 B₁₂ 缺乏症，特別是那些不能從食物中吸收這種維生素或不吃富含維生素 B₁₂ 食物的人（如素食主義者），更多相關詳情請參閱第五章。

維生素C

這種水溶性維生素（抗壞血酸）在酪胺酸（可轉化成多巴胺）的代謝中具有重要的作用，並且是合成去甲腎上腺素、多巴胺和色胺酸的輔因子。研究證實，與抑鬱症、狂躁症和偏執狂等相關精神病症患者在服用 1 公克抗壞血酸後病情可獲得改善。攝取維生素 C 有助於精神分裂症患者，不管是單獨使用維生素 C 補充品或與 omega-3 脂肪酸和維生素 E 一起使用，更多有關詳情請參閱第五章。

維生素D

抑鬱症狀和認知能力受損，特別是老年人，已被證實與體內維生素 D 值偏低有關。給予超重和肥胖的抑鬱症個體服用高劑量維生素 D 會改善其抑鬱的症狀，詳情請參考第十一章。

鎂

鎂缺乏可能引起注意力不足、記憶喪失、煩躁不安、失眠、痙攣和暈眩。體內鎂值偏低已被證實與抑鬱有關。動物研究顯示，鎂可作為抗抑鬱劑和抗焦慮劑，也可用於治療經前情緒變化和與老化有關的睡眠障礙。一般劑量為每日 125 ～ 300 毫克在正餐和睡前服用有助於抑鬱症。此外，每日攝取 600 毫克的鎂也有助於預防偏頭痛，更多有關詳情請參閱第八章。

維護神經傳導物質

神經傳導物質信使從突觸傳遞到突觸，形成大腦內通訊的橋樑。每個神經傳導物質各司其職，從興奮到平靜或管理情緒、思考、記憶或認知的作用。在某些情況下，我們可能沒有足夠的原料——單一胺基酸——可用於製造神經傳導物質。其他的失衡則可能涉及沒有足夠的維生素或礦物質，如維生素 C 來支持將胺基酸轉化為神經傳導物質。而當神經傳導物

質平衡時，洞見系統則可以緊密合作，配合得天衣無縫！

5-羥色胺酸（5-HTP）

5-HTP 在體內由胺基酸 L- 色胺酸製成，並且隨後轉化為血清素。補充 5-HTP 可使血清素的合成增加，這也是其用於治療睡眠障礙、抑鬱症、焦慮和頭痛的原因。然而其安全性有待爭議，由於污染物的存在，因此是否會引起嗜酸性粒細胞增多症肌痛症候群仍然令人擔憂。其副作用可能包括胃腸道不適。不可與可能改變血清素值的藥物一起服用，並且需在醫護人員的監督下使用。每日 150 ～ 300 毫克的劑量已被用於治療抑鬱症。

乙醯左旋肉鹼（Acetyl-L-Carnitine）

來自動物食品如肉類和乳製品的乙醯左旋肉鹼在結構上與神經傳導物質乙醯膽鹼有關。它有助於乙醯膽鹼化學基團形成，並且促進其釋放。補充乙醯左旋肉鹼有助於阿茲海默症（每日攝取 2 ～ 3 公克，分二至三次服用）。通常它的耐受性良好，但一些個體可能會有腸胃道不適和興奮的情況，此外，這種補充品會與抗凝血藥物產生交互作用。

膽鹼（Choline）

膽鹼是神經傳導物質乙醯膽鹼的前體，它也是大腦內細胞膜磷脂醯膽鹼的一部分，有關更多詳情請參閱第七章。

肌醇（Inositol）

像膽鹼一樣，肌醇存在於身體所有細胞的磷脂結構內（特別是磷脂醯肌醇），尤其是大腦的細胞。肌醇補充品已被用於各種症狀，對於洞見系統，其最重要的作用在於輔助神經傳導物質受體的功能和協助調節神經傳導物質的釋放。此外，它可以改善強迫症、恐慌症和抑鬱症。儘管其耐受

性大致良好，但有些人可能會引起噁心、疲勞、頭痛、眩暈。某些藥物可能會造成大腦內肌醇值偏低，例如鋰和抗癲癇治療藥物（carbamazepine、Tegretol 和 valproic acid）。不同病症的劑量需求也不同，其中抑鬱症每日 12 公克；恐慌障礙每日 12～18 公克；鋰誘發牛皮癬每日 6 公克。

聖約翰草（St. John's Wort）

這種植物（貫葉連翹 *Hypericum perforatum*）通常取自花朵的部分，利用其抗抑鬱的活性影響神經傳導物質的水平。服用藥物時要小心，因為它會誘發幾種代謝藥物的酶，使用前請諮詢醫療保健專業人員，以便瞭解這種植物是否可以與你正在服用的其他藥物一起使用。其副作用包括失眠、夢境逼真、不安、煩躁、眩暈、頭痛、對光敏感和胃腸不適。如果服用其他影響神經傳導物質活性的補充品，請留意這種植物可能會產生加成效應。每日使用至少含有 0.3％金絲桃素的標準化聖約翰草 300 毫克三次可治療輕度至中度的抑鬱症。

輔助睡眠

睡眠提供洞見系統充電的機會，好讓它可以處理我們一生或一天中的視覺刺激、思維、情境和事件。如果睡眠品質不佳和睡眠不足，你會筋疲力竭，無法集中精神、專注、思考，甚至無法調適心情。特定的補充品有助於你的睡眠和做夢。夢境是進入內在直覺的窗口，為了療癒你的這個部分，你可以將夢境記錄在日誌上，並且思索其潛在的象徵性和意義。

啤酒花（Hops）

啤酒花的花序含有可能具有鎮靜特性的揮發性油。在傳統上，啤酒花植物（*Humulus lupulus*）已被用於治療焦慮、失眠和睡眠障礙，通常會結合其他療法一起使用，因為啤酒花的作用相對較溫和。其副作用包括抑

鬱、混亂、記憶變化、幻覺和癲癇發作。服用時不要與酒精或具有鎮定特性的補充品或藥物一起使用。此外，建議患有激素敏感性癌症患者不宜使用，因為啤酒花具有雌激素的特性。

檸檬香脂草（Lemon Balm）

檸檬香脂草（*Melissa officinalis*）的葉子和葉油具有鎮靜的作用。口服提取物或精油可用於治療阿茲海默症和注意力不足過動症中的焦慮、失眠、煩躁不安和焦慮。其副作用包括胃腸道不適、眩暈和喘息。當與其他具有鎮靜作用的補充劑或藥物一起服用時，可能會產生加成效應。

褪黑激素（Melatonin）

褪黑激素是由松果體製成和分泌的一種激素，可以調節睡眠模式和晝夜節律，其分泌受到光暗環境的控制。褪黑激素可作為一種每日膳食補充品，以改善失眠、時差、晝夜節律紊亂、阿茲海默症、沮喪、睡眠週期日夜顛倒和叢發性頭痛等症狀。通常它的耐受性佳，但可能導致白天嗜睡、頭痛、眩暈，甚至造成某些人癲癇發作；服用褪黑激素四至五小時內不要操作機械；褪黑激素與抗凝血劑和鎮靜藥物一起服用可能會使它們的藥性增強；由於污染物的可能性，避免取自動物來源的褪黑激素（例如來自動物松果體）。改善失眠可在睡前服用 0.3 ～ 3 毫克；改善阿茲海默症睡眠障礙問題可服用高達 9 毫克。

西番蓮（Passionflower）

這種草藥（*Passiflora incarnata*）已被用於治療失眠和焦慮等症狀，其副作用包括頭暈、混沌、鎮靜和動作機能失調（肌肉運動不協調）。這種植物可能與具有鎮靜特性的補充品和藥物產生交互作用。

纈草根（Valerian Root）

　　這種植物（*Valeriana officinalis*）的根和根莖具有鎮靜、催眠、抗焦慮和抗抑鬱的作用。在傳統上，它已用於治療失眠、改善睡眠時間和品質，以及緩和焦慮、不安、抑鬱和注意力不足過動症等。纈草通常會與其他鎮靜藥草搭配使用，如啤酒花。其副作用包括頭痛、煩燥、失眠，心律紊亂、胃酸反應、夢境逼真和早晨嗜睡等。此外，有報導指出它可能會引起肝臟毒性，不過目前長期使用纈草對肝臟的功能影響仍然未知。此外，如果將纈草與其他具有鎮靜作用的草藥或藥物搭配使用時要特別小心。千萬不要與酒精、Xanax、苯二氮類（benzodiazepines）或 CNS（中樞神經系統）抑製劑一起使用。由於其可能影響一些藥物的代謝，使用時請在合格醫護人員的監督下使用。目前有實驗顯示，在睡眠前三十分鐘給予失眠者服用 600 毫克的纈草提取物長達二十八天，結果顯示有助於改善睡眠問題。

維護眼睛

　　洞見系統不只負責外在視覺，還包括內在的視覺，以及洞察何謂幻象與實相。營養素如維生素 A 和強效的色素如葉黃素、玉米黃素和越桔都可以保護眼睛。如果你有視覺上的症狀，不妨問自己這些問題：有什麼是我不想看到的？是什麼遮蔽了我的視線？

越桔果實提取物（Bilberry Fruit Extract）

　　除了有促進血液循環和降低血糖的作用外，越桔果實（*Vaccinium myrtillus*）中高濃度的紫色色素（花青素）可能對夜視力、視力不佳、白內障和視網膜病變等眼部症狀有益，特別是與糖尿病有關的疾病。如果你希望補充越桔，而且是糖尿病患者，請先諮詢合格的醫務人員。

葉黃素和玉米黃素

這種黃色類胡蘿蔔素存在於綠色、黃色蔬菜中，如花椰菜、菠菜和羽衣甘藍。它通常與另一種類胡蘿蔔素玉米黃素一起共存。人類的黃斑和視網膜中含有高濃度的葉黃素和玉米黃素，具有抗氧化劑的作用，可以保護脆弱的眼部組織免於受到光的損傷。在人口研究中指出，飲食中攝取大量葉黃素的人其發生嚴重白內障和與老化相關的黃斑部病變（AMD）的風險會降低。根據結果顯示，葉黃素補充劑（10 ～ 30 毫克）有益於患有AMD、白內障和視網膜疾病的族群。

維護認知功能

洞見系統透過拼湊所有接收到的一切，並且集結成思想來支持認知能力。我們專注、學習和記住信息的能力取決於大腦的運作，如果我們的思緒有條不紊，我們就能夠更專注。除了 EPA 和 DHA 之外，還有一些其他植物和營養素，以及一些身心療法也有助於保持頭腦清晰和集中，此外，冥想也可能達到這個目的，透過肯定語和咒語可以強化你的思想，而透過各種腦力活動可以保持其靈活性。

假馬齒莧（Brahmi）

假馬齒莧是阿育吠陀草藥（*Bacopa monnieri*）中常用於增強學習和記憶力、減緩焦慮和改善注意力缺陷多動症的症狀。它的葉子含有活性成分bacosides A 和 B，可以調節乙醯膽鹼釋放，這是記憶力中重要的神經傳導物質。健康族群的人每日攝取 300 毫克的假馬齒草提取物可以改善語言學習、記憶和信息處理的能力。

雷公根（Gotu Kola）

雷公根在傳統醫學上已被用於減緩焦慮和抑鬱，以及增強記憶力和智

力，它可以影響大腦中 GABA 的受體發揮功能。透過其改善血液循環的能力，它也可以刺激大腦的功能。其副作用可能包括胃腸道不適、噁心、嗜睡和肝毒性（肝酶升高）。此外，不要與會影響肝臟或具有鎮靜性的補充品或藥物一起使用。最近的一項研究指出，每日攝取 750 毫克的雷公根提取物長達兩個月有助於改善老年族群的情緒和認知功能。

茶胺酸（L-Theanine）

綠茶中含有少量的這種胺基酸（1 ～ 3％），它已被證實可以影響大腦功能。使用人類腦電圖（EEG，用於測量大腦電波活動的裝置）的研究顯示，少於 50 毫克的 L- 茶胺酸可以促進大腦內 α 波（放鬆但不會昏昏欲睡）的頻率。目前 L- 茶胺酸補充品已被用於治療阿茲海默症和改善認知能力。如果與降低血壓的補充劑或藥物一起使用時要特別留意，因為 L- 茶胺酸可能會增強它們的效果。若要提高認知能力（特別是對用腦工作的專注力），每天 250 毫克已被證實具有良好的效果。研究指出，當 L- 茶胺酸（100 毫克）與咖啡因（50 毫克）組合時，可以顯著提高認知事務上的速度和準確性。

磷脂醯絲胺酸（Phosphatidylserine）

大腦中最豐富的磷脂之一，磷脂醯絲胺酸已被用於治療阿茲海默症、失智、心智功能衰退、注意力不足、過動症和抑鬱症。研究顯示，它可以改善注意力、口語表達和記憶力等與老化相關的認知衰退症，並且改善阿茲海默症的認知和行為。副作用包括腸胃道不適和失眠。由於污染的風險，請避免動物來源的磷脂醯絲胺酸，如果你對大豆不會過敏，建議使用大豆來源的磷脂醯絲胺酸等植物形式。磷脂醯絲胺酸可能會與所有改變大腦內乙醯膽鹼值或作用的藥物產生交互作用。針對阿茲海默症、失智或成人老化記憶衰退症狀一般的劑量為每日三次，每一次為 100 毫克。

11

白色的精神

真正的謙卑不是屈身甘於渺小，而是倚靠更高造物主
不卑不亢，這將讓你見識到什麼是非凡如你的真正渺
小之處。

—— *菲利普‧布魯克斯（Phillips Brooks）*

關鍵字

連結、神性、無限、互聯、純淨、使命、光輝、靈魂、本源、精神、
靈性、一體、宇宙、宇宙真理、白色

　　精神系統為啟發我們存在意識的入口，它包含我們對比自己更偉大力
量的信仰。我喜歡將「靈性」定義為感受生命之間的相互聯繫，以及對
「為什麼」活著有深刻的領悟。靈性不需要遵守任何特定的教義或實踐，
它可以是單純地對我們在街上遇到的陌生人微笑，與朋友共享午餐，或者
打電話給親戚請安。靈性是著重我們與眾生之間關係的召喚，我們的精神
系統讓我們對生命產生敬畏和不可思議之情。正如史蒂芬‧科維
（Stephen Covey）所說：「我們是生活在地球上的靈性生物體。」

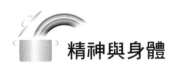 ## 精神與身體

　　我們是有形的生物，但我們也包含肉眼看不到的東西，像電磁場，甚至我們可能散發肉眼看不見的光，某些科學家稱之為生物光子放射。在精神系統層面上，我們是量子粒子，這個健康系統是我們無形、肉眼不可見的部分，它代表身體內部的生命力，可以稱之為氣或者普拉納（prana）。除了連接我們的電磁力之外，精神系統還包含全身中樞神經系統的活動，這些神經系統的分支和纖維束與行經我們全身不可見的能量通道密切配合。中醫將這些能量流通的網絡稱為經絡。

　　應用精神系統，我們著重在最小粒子的力量。在生理機能中，這些都是原子、質子、中子、電子，甚至極微小的光粒子。光對我們的身體健康極為重要：適度的陽光、明亮的光線、紫外線和多彩的光都具有療癒的作用。最近在醫學上，我們已經開始看到應用光的技術，例如雷射光。

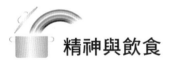 ## 精神與飲食

　　為何如此飄渺的東西會與你的身體不可缺少的進食息息相關？你的飲食絕對可以讓心靈更完整。在這裡你不妨問自己一些問題，來確定你是否有滋養你的心靈，並且支持你的精神系統。

你是否讓進食成為一種心靈的修行？

　　食物和飲食有關的最高精神表現就是將整個經歷轉化為「悟道」的方法或心靈的修行。當你有意將神聖性注入進食過程的每一刻，你將從中獲得每一刻的奇蹟。以下的引述是神學教授凱爾頓‧科布（Kelton Cobb）

的最佳心得：

> 餐桌、水槽，都有上帝的指紋。每當我們進食時，我們正是
> 參與一場聖餐禮。的確，每餐都是神聖的，透過吃，死亡得以復
> 活。

> 無生命的魚、無花果和玉米片轉化成我們身體的活組織，這
> 就是一個我稱之為神聖，令人崇敬的現象。

你選擇什麼以及如何選擇都道出你和你的心靈的關係。你是否屬於囫
圇吞棗式的進食，試圖尋找一條可以快速體驗到神聖的捷徑？你是否時常
滿嘴食物以試圖填補與所有生命失去連結的空虛？你是否會用食物麻痺自
己和分散自己的注意力，而不想往內探索生命中更深層靈魂方面的議題？
你覺得你與萬物有相互聯繫的感覺嗎？

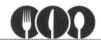

讚美生命！

我讚美我自己，歌頌我自己；我感受到的，你也感受得到；因為
屬於我的每一個原子也同樣屬於你

——惠特曼（Walt Whitman）《草葉集》（Leaves of Grass）

你在進食的時候會禱告或冥想嗎？

當我們探討愛的系統時，我們提及感激之情。對食物心存感激有助於
我們中正自己，尊重整個飲食的過程與其中從頭到尾涉及的一切。禱告或
冥想可以進一步深化你對神性和比你更偉大的力量的那份謝意。除了用語
言表達之外，禱告也是很好的形式，例如低頭或把雙手合十表示感謝。

當你進餐時禱告，你會意識到整個供給過程的神聖性。我的精神導師曾經說過：「禱告是我們與神說話，直覺則是神與我們說話。」

你對食物不會太過於執著？

當你在恐懼模式下運行時，你的焦點全在生存，並且要確保「足夠」。琳達描述除非她知道下一餐在哪裡，不然她很難平靜下來。她在豐盛方面有很大的課題。當你的出發點是來自匱乏時，你會因為想要得到「滿足」而拼命吃，而不是尋找內在滿足的源頭。相反的，相信如果你信任你的內在精神力量的引導，你將會擁有足夠的一切。

你是否會透過禁食來淨化身體？

由於你的精神不是有形的，所以不需要食物，禱告和神聖的啟發是精神的佳餚。當你禁食時，你會擺脫有形的能量和阻礙你擁有純淨心靈的殘留物，你用精神糧食代替有形的食物。

絕大多數宗教的傳統上都有禁食，其中某些食物被刪除或納入。例如，伊斯蘭教傳統的齋戒月是四十天禁食，在這段時間，他們謹守日落之前不進食。同樣地，羅馬天主教在四旬齋期間每星期五要吃魚。常見的做法是在四旬齋期間捨棄一些項目——通常是一種食物。

在某種程度上，跳脫自己的飲食習慣可能會使身體的需要暫時停止，從而可以專注於精神上的需求。當然，由於健康緣故，有些人可能無法禁食，或者必須在受過訓練的醫療專業人員監督下才可以進行。禁食的方法有很多種，例如，一次性禁食可以如在星期天跳過午餐一樣簡單，或者用幾天時間以新鮮的榨果汁取代所有的固體食物。

你是否「一切從簡」？

由於其非有形的性質，你的精神不需要涉及身體的活動，如選擇和準

備膳食。關於精神系統，一切「從簡」，在飲食方面，你可以融入簡單的元素，如吃一片新鮮水果，到在花園裡採集一些蔬菜或喝一杯純淨的水，全天然的食物最適合精神系統。

除了吃簡單的食物外，吃飯時的器皿不要太多太講究。唐・杰拉爾德（Don Gerrard）寫一本書名為《一個碗》（One Bowl），介紹使用同一個碗吃飯的概念，透過刻意將意圖集中在特定的食器上，你可以將療癒和慈愛的善念與行為注入其中。

你是否選擇純淨的無添加食物？

純淨的食物可以保持身體的代謝機制暢通，純淨的食物是指在沒有使農藥、除草劑和殺蟲劑的情況下生長的植物，它們的基因保持完整（非基因改造），最好的是流傳下來的種子和植物。至於被認定為純淨的動物食品必須是餵養高品質的非基改飼料、自由放牧飼養、不施打不必要的激素或抗生素。最理想的條件是按照自然原則，在友善環境中培養的植物和動物。

不然就盡量避免人工合成食品，如人工甜味劑、軟性飲料、部分氫化（反式）脂肪和基因改造食品。

與精神有關的飲食活動

1. 在進食之前，試著讓你的食物沐浴在陽光下。將你的盤子裝滿食物後在陽光下曬幾分鐘。

2. 在進食前禱告或設定一個意圖。

3. 你如何進食？對於精神，這暗示了什麼？

4. 自製或購買用餐時你專用的碗或盤子，並且試著使用它一個星期，過程中記錄你的體驗。

5. 與其專注於食物的練習，不如試著感受食物「充滿靈性」的體

驗，每咬一口，想像一下充滿在食物本源的靈性全被解開。這種
連結如何協助你與比你更偉大的力量接觸？

6. 計畫做一次全身排毒療程，例如我之前設計的《21 天排毒計
   畫》，跟隨你身體和心靈最基本的需要。

7. 在進食之前，為食物注入有意義的意圖。

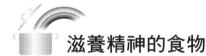

滋養精神的食物

我們吸收光的能量，每一口食物都代表著太陽的能量。畢竟，食物始
於太陽的光，從植物的葉綠素擷取光。這些植物在太陽的幫助下利用能量
和生長。當我們吃下植物或者吃下以植物為生的動物時，我們的每一口都
會吸收到太陽的能量。太陽幫助植物行光合作用，它提供我們溫暖的能
量，它透過我們屬於精神系統的松果體來調節我們的生理節奏。

陽光

陽光可以穿透你的身體，引發某些細胞過程。研究指出，紫外線可以
激活皮膚內的維生素 D 前體，使其變成活性形式，維生素 D 可應用於身
體的各種功能。

空氣

氧氣支持我們對能量的基本需求，它讓我們保持意識、存活和充滿活
力，並且促進細胞內的能量轉換。東印度傳統上認為呼吸或普拉納
（prana）與精神生命力的能量息息相關。同樣的，氧氣提供人類身體維
持本身生存所需的能量。

特定的薰香和煙薰藥草可以淨化精神系統，如乾燥白鼠尾草、柯巴脂

（copal）、沒藥、乳香和杜松，這些都不是吃的，而是放在安全的容器裡燃燒以產生薰香，再透過鼻子吸入。

解毒

　　精神系統強調進行淨化的需要，淨化是精神和醫療傳統上一種古老的做法。隨著時間的流逝，很自然的，身體會從吸入的空氣和吃下的食物中累積有毒的物質。在每一個季節，進行外在和內在的環境排毒，以淨化你的身心靈，這是一種保養身體的做法。當你進行排毒時，這過程就好像按下內在重置的按鈕。

　　當然，排毒的方法有很多種。有些人喜歡果汁，有些人只喝水，有些人轉向營養補充品，如維生素和礦物質。使用營養素可能是最理想的作法，因為補充品可以提供你必需的營養素，以協助你處理不再需要的物質。在身體排毒之餘，有人會結合情緒、心智和精神的解毒。（這稱為全方位排毒法（Whole Detox），也是我另一本書《21 天排毒計畫》的主題。在這段期間，重點在於放下無益的情緒模式、思考和信念。

　　你還可以透過吃「清淡」或少量食物以轉換到更嚴格的排毒計畫。研究顯示，限制熱量的攝取在動物身上具有延長壽命的結果，透過減少有形物質的能量輸入，你在非物質精神方面可以更平衡，形成的毒素愈少，也就愈長壽。

　　從以下的表格，你可以在每個健康系統中找到解決其中毒素的問題。關於更多詳盡的排毒計畫，請閱讀我的書《21 天排毒計畫》。

表格 2　超完美個人排毒淨化法

星期	健康系統	方法	目標
1	根源	增加纖維	釋放恐懼和那些不再適合你的陳年古老模式；取而代之的是安全感和信任
2	心流	增加水的攝取量，透過三溫暖（特別是蒸氣）排出汗水；使用鹽浴	釋放阻礙發揮創造力和情緒的障礙；取而代之的是充分展現自我
3	火焰	任何類型的運動；三溫暖烤箱；全身按摩	釋放無益的控制、讓人洩氣的想法和挫折；取而代之的是勇氣和個人力量
4	愛	聽音樂；唱歌；深呼吸	釋放仇恨和苦澀；取而代之的是慈悲和愛
5	真相	謹言慎行	釋放欺瞞和虛假；取而代之的是真理和實在
6	洞見	充足睡眠；夢境解析	釋放上腦和幻象；取而代之的是超然和直覺
7	精神	冥想；沈靜；平靜	釋放對食物和身體的執著；取而代之的是與萬物的連結和一體

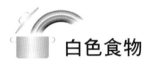 白色食物

　　在一九七〇年代那個時期，我記得我媽對我說：「麵包愈白，死得也愈快。」如果我們看看目前的食物供應，其中有幾種食物是「白色」且不健康，因為它們的營養素已被去除：砂糖、麵粉、米飯、麵食、麵包、棉花糖和餅乾。在所有這些產品中，白色並不被視為是純淨和解毒的療癒色彩──事實正好相反！

　　然而，還是有一些營養的食物是白色的。當我提到食物的顏色──黃色、橙色、綠色、藍色、紫色和紅色──我也有將「白色」列入其中。人類的視覺可能不會選擇所有白色的植物營養素，但它們確實存在且非常有價值！

以下有一些健康的白色食物和一些應用的技巧。

白色花椰菜

白色花椰菜是眾多十字花科蔬菜之一，有助於肝臟保健的排毒過程。它的排毒效果是「排毒超級巨星」綠花椰菜和羽衣甘藍的一半之多，攝取花椰菜是多攝取另一種十字花科植物的好方法。二〇〇七年，科許（Kirsh）等人的一項研究發現：「大量攝取十字花科蔬菜，包括綠花椰菜和白花椰菜，可能與前列腺癌的風險降低有關，特別是前列腺的疾病。」白花椰菜的血糖指數很低，大約為 15 ～ 30。我最喜歡的烹調方式之一是以初榨橄欖油快炒，然後灑上香料趁熱吃。最新的趨勢是製作「花椰菜飯」，也就是將其切成米粒大小，清蒸和攪拌一下即可食用。

椰奶和椰子油

我的食譜之所以強調椰子油和椰奶，主要是因為它們含有有助於腸道癒合的短鍊和中鏈脂肪，並且可以被肝臟作為燃料迅速燃燒。椰子製品享有抗菌和抗病毒效果的美譽，最近一項驚人的研究發現指出，飲食含有特極初榨椰子油可以降低冠狀動脈疾病患者的腰圍尺寸，並且增加好的膽固醇。不過，我的告誡是：「不要過度使用」，我留意到，在愛好食物的文化中，我們對我所謂的「寶貝營養素」非常迷戀，我們傾向於認為，如果一點就有效，那愈多不是愈好的思維。我的作法是使用椰奶作為牛奶的替代品，椰子油則是在日常生活中多方面應用。

大蒜

大蒜具有許多醫療效果，從降低膽固醇到平衡血糖，以及有助於心臟健康和血壓。當涉及排毒時，其硫和硒的含量可以協助肝酶排除毒素。新鮮大蒜在切開後靜置一下，可以增加其內含的保護性抗氧化劑。

洋蔥

這些美麗的白色球體具有療癒的作用，有助於調節血糖、心臟保健和排毒。它們含有至少二十五種名為類黃酮的植物化合物，其中包括最受歡迎的一種名為槲皮素，它是一種強效的抗氧化劑。儘管根據洋蔥生長的地方有一些變異性，但是紅洋蔥的類黃酮植物營養素比黃洋蔥多一些。大部份這些植物營養素就在表皮下方，所以處理洋蔥時不要剝除太多表層！洋蔥的血糖指數非常低，大約為 10 ～ 15。

蕪菁和歐洲防風根（Turnips and Parsnips）

生的蕪菁血糖指數很低，煮熟後則變高。另一方面，煮熟的歐洲防風根其血糖指數為中到高之間。它們都適合用來燉湯和煮湯，因為兩者都可以增加纖維攝取量的機會，同時還提供各種不同植物營養物質，以保護身體免於受到氧化應激的傷害。另外，在烹調時要特別注意，不要過度烹調它們，因為它們會變成糊狀，並且導致血糖升高。如果你喜歡，你可以把它們切碎做成可口有嚼勁的沙拉！

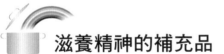

滋養精神的補充品

雖然你的精神可能不需要太多有形物質的方式，但你可以使用一些補充品來進行全面的身體淨化，以及微調你的超靈敏神經系統。

針對淨化的主要營養素

淨化是精神系統的關鍵，因為它有助於人體去除毒素，這個過程可能涉及其他身體組織，如皮膚（根源系統）、細胞外基質、腎臟和結腸（心流系統）、肝臟和小腸（火焰系統）和肺部（愛）的協助。

排毒計畫著重在使用各種方式（包括補充品），以有效保持身體整體的協調和反應。這些補充品包括：

- 不可溶性和可溶性纖維可以吸附腸道中的毒素，並且將它們排出體外（請見第六章）。
- 保健肝臟可以促使體內轉化有毒物質的作用發揮到最大化，並且最終將毒素排出體外（請見第七章）。
- 鹼性礦物質如鎂和鉀有助於腎臟有效透過尿液排出毒素。
- 低過敏性排毒粉末

這些粉末補充品不含八大過敏原 —— 牛奶、雞蛋、花生、堅果、魚、貝類、大豆和小麥。它們通常由米製成，因為對於大多數人來說，它是屬於低過敏性，並且透過淨化肝臟或腸道以確實進行身體的排毒，它們有助於所有的健康系統。

必需脂肪酸

中樞神經系統含有大量的必需的 omega-6 和 omega-3 脂肪，如第六章和第十章所示，這些重要的脂肪存在於整個身體，是身體正常運作的必需營養素。針對精神系統，孕婦必需攝取足夠的這些脂肪才能促進胎兒的神經細胞發展。

Omega-3 必需脂肪酸

Omega-3 脂肪，特別是來自魚和藻類的 EPA 和 DHA 的長鏈脂肪（參見第六和十章）對於神經細胞膜的組成和神經細胞內的血液循環非常重要。糖尿病神經病變的患者在服用 1800 毫克 EPA 長達四十八個星期後，手腳冰冷和麻木的現象有減緩的趨勢，並且神經症狀有好轉的跡象。

研究指出，相較於橄欖油，給予糖尿病老鼠補充魚油（包括 EPA 和 DHA）有助於其神經再生。EPA 和 DHA 補充品有助於慢性神經變性病症

的患者，並且可能有助於急性的神經損傷。

Omega-6必需脂肪酸

Omega-6 脂肪 γ- 次亞麻仁酸（GLA）對於神經膜結構極為重要。可預見的是，omega-6 缺乏或偏低可能導致神經病變。人類的研究調查指出，糖尿病神經病變患者在服用 360～480 毫克 GLA 長達六個月至一年後神經功能獲得改善。糖尿病老鼠的動物研究顯示，GLA 可以促進神經健康和神經的血液循環。

維生素和礦物質

為了確保你的精神系統功能運作正常，有些維生素和礦物質對排毒和神經系統功能非常重要。

綜合維生素

綜合維生素含有廣泛全身所需的營養物質，非常適合整體的平衡與整合。當然，這並不意味著它們可以取代均衡的飲食，它們的用途是提供身體少量的營養物質，以根據日常生活微妙的變化補足飲食中任何缺乏的營養素。由於我們生存在污染和有毒的環境中，因此應激壓力增加，所以我們必須加強「營養素的保障額度」。由於綜合維生素一般是每天服用，故要避免不必要的防腐劑、脂肪、色素和甜味劑，如三氯蔗糖（sucralose，庶糖素）、任何 FD&C 色素（可用於食物、藥物和化妝品的色素）、氫化油和 BHT（一種抗氧化劑）。如果你對玉米過敏，請避免含有玉米澱粉或麥芽糖糊精（通常取自玉米）的綜合維生素。

維生素B$_1$

缺乏維生素 B$_1$ 或硫胺素通常會導致神經系統症狀，長期酗酒可導致

硫胺素缺乏，最終造成神經病變。名為苯磷硫胺（benfotiamine）的硫胺素脂溶性形式已被吹捧為可促進神經病症中腦神經細胞健康的首選化合物（相對於其他水溶性的形式）。不過，研究的結果不一，一些證據顯示，每日服用 400 毫克（每次 50 毫克錠劑，分全天四次服用）苯磷硫胺可能有助於緩解周邊神經病變患者的疼痛。此外，苯磷硫胺可能會與維生素 B 群產生協同作用。相關詳細訊息請參閱第七章。

維生素B_6

這種重要的維生素 B 與神經病變具有獨特的關係：缺乏維生素 B_6 與周邊神經病變（四肢神經病變）的發展有關，然而高劑量（每日 1～5 公克）可能會引起周邊神經病變。相關詳細訊息請參閱第七章。

維生素B_7

正常情況下維生素 B_7 或生物素缺乏的情況較為少見，但也可能會發生在吸收不良症候群、懷孕、長期靜脈營養和糖尿病的族群中。它可能會導致神經系統方面的症狀，如震顫、刺痛感、麻木或是感覺異常等症狀。患有多發性硬化症和癲癇的人，他們的腦脊液（脊柱液）和血液中的生物素含量也較低。在一項患有周邊神經病變患者的小型研究中，每日服用 10 毫克（全天分多次服用）生物素長達一至四年，可以改善感覺異常、雙腿不穩無力和增強行走的能力。相關詳細訊息請參閱第五章。

維生素B_{12}

維生素 B_{12} 可作為抗老化劑和抗震顫劑。缺乏維生素 B_{12} 會導致神經損傷，包括髓鞘（神經周圍的脂肪鞘）生產受損，並可能造成神經細胞損傷。在缺乏 B_{12} 的情況下會使體內神經毒性發炎化合物（細胞激素）升高和神經支持因子（生長因子）降低。同型半胱胺酸值的血液檢測有助於找

出可能缺乏維生素 B₁₂ 的人。相關詳細訊息請參閱第五章。

維生素C

維生素 C 缺乏會導致神經系統功能障礙。當單獨或與維生素 E 一起使用時，維生素 C 可以預防在極端寒冷溫度下神經脈衝傳導降低的情況。這兩種維生素都有助於逆轉與老化相關的神經元變化。相關詳細訊息請參見第五章。

維生素D

雖然維生素 D 的主要功能與根源系統最密切，因為它涉及鈣和骨骼的結構，不過它也擴及到精神系統的領域。維生素 D 是透過陽光產生的，其作用如同激素，可以調節身體內在的系統。它可能在預防神經退化病變和與神經和免疫系統（如多發性硬化症）有關的病症中具有一定的作用。相關詳細訊息請參閱第五章。

維生素E

維生素 E 缺乏（與腸道疾病和吸收不良有關）可能導致神經系統症狀。當給予糖尿病神經病變患者服用維生素 E 900 毫克長達六個月時，他們的神經功能比未服用維生素 E 組的患者更好。此外，維生素 E 也可能有助於化療引起的神經毒性。相關詳細訊息請參閱第六章。

鎂

糖尿病患者體內的鎂通常低於健康的人。鎂缺乏型的第 1 型糖尿病患者，每天補充 300 毫克可以預防神經性症狀進一步的惡化。

維護神經系統

精神系統透過錯綜複雜的中樞神經系統遍布於整個人體中，如果神經受損或退化（神經病變），可能會引起疼痛、麻木和刺痛感。從生理角度來看，這些影響可能會因慢性疾病如糖尿病、暴露於環境毒素、酒精中毒、營養不良或藥物副作用而出現。如果你有這些情況，你不妨問自己：我在精神哪方面感到痛苦？我與我的精神失去連結或感到麻木嗎？

乙醯左旋肉鹼（Acetyl-L-Carnitine）

乙醯左旋肉鹼透過其對中樞神經系統的作用以各種方式協助精神系統。它可以保護神經細胞免於受損，促進神經之間的交流（神經傳遞），並增強神經細胞的能量產生。動物研究顯示，在低氧的情況下，它或許有助於神經細胞發揮更好的作用。當與 α-硫辛酸搭配使用時，乙醯左旋肉鹼補充品的效果可能更好。有補充乙醯左旋肉鹼的多發性硬化症患者，相較於未補充的患者或那些不是發炎性的神經系統患者，他們的腦脊液中活性的傷害化合物值較低。其副作用包括噁心、嘔吐、腸胃不適、煩躁不安和腥臭的尿液、呼吸與汗水。且要注意它不可與抗凝血劑一起服用，以及不適用於甲狀腺功能減退或容易癲癇發作的族群。對於治療糖尿病神經病變的患者，每日分多次劑量攝取 1500 ～ 3000 毫克。有關詳細訊息請參閱第十章。

α-硫辛酸（Alpha Lipoic Acid）

α-硫辛酸通常存在於肉類和各種蔬菜中，或許由於它具有脂質抗氧化劑（保護身體中的脂肪免於受到氧氣的傷害）的作用，研究已經證實它可以保護神經避免發炎和毒性的傷害。口服攝取有助於腿部和腳部的神經病變，副作用可能包括噁心和皮疹，避免與降低血糖的補充劑和藥物一起使用。此外，補充 α-硫辛酸可能會降低化療的效果。每天補充 600 ～ 1800

毫克，可以減緩糖尿病神經病變的症狀，如灼熱、疼痛、麻木，以及腳和腿的刺痛感。相關詳細訊息請參閱第七章。

膽鹼（Choline）

神經組織含有大量的膽鹼。在懷孕期間補充膽鹼可能會影響發育中胎兒記憶方面神經元的結構。此外，膽鹼可能有助於預防神經管缺陷。相關詳細訊息請參閱第七章。

輔酶Q10

這種強效的抗氧化劑可以預防因缺氧、動脈斑塊積聚和受傷所導致的神經損傷。研究顯示，每天補充 300 ～ 1200 毫克的輔酶 Q10 可能對早期帕金森氏症患者有益。相關詳細訊息請參閱第八章。

雷公根（Gotu Kola）

雷公根（*Centella asiatica*）在阿育吠陀傳統中被譽為「精神草藥」，除了對心智和血液循環的作用之外，它還可能有益於壽命和細胞癒合，因為研究顯示它可以加速受損神經細胞的修復。其副作用可能包括胃腸道不適、噁心、嗜睡和肝毒性（肝酶升高）。不要與可能會影響肝臟或具有鎮靜性的草藥、補充劑或藥物一起使用。相關的其他用途，請參見第八章和第十章。

肌醇（Inositol）

肌醇位於神經細胞膜中特定的脂質（磷脂）內，神經細胞中肌醇值偏低與糖尿病神經病變相關的潛在功能障礙有關。在動物研究中，肌醇可抑制神經退化。在一項小型人類的研究中，糖尿病神經病變患者的肌醇值比那些沒有罹患這種疾病的人低。最後，在血糖平衡正常或異常的族群中，

神經肌醇值高的人其神經細胞更為健康（顯示神經纖維密度增加）。肌醇相關的其他用途請參閱第六章和第十章。

老化保健

衡量生命質量和長度的生命力屬於精神系統，致力於掌握身心靈已是古代智慧鍛煉的一部分。能夠控制身體功能，最終控制衰老的過程，這顯示精神系統處於完全如蓮花般綻放的狀態。當然，鍛煉的方法有許多種，例如深呼吸（完全接受和與萬物連結）、瑜伽（整合身心），以及吃純淨的食物，包括增強身體健康（和精神）的補充品。

白藜蘆醇（Resveratrol）

白藜蘆醇是葡萄皮和葡萄葉中的一種天然化合物。在細胞和動物的研究中，紅葡萄酒內的許多健康促進物質就是白藜蘆醇——它具有抗發炎能力、減少血小板聚集、可作為抗氧化劑和抗癌化合物，以及有助於調節脂肪代謝，此外，它似乎可以保護神經細胞避免因發炎而損傷和死亡。在各種生物（從酵母到囓齒動物）最新的研究指出，它可以激活體內的酶（去乙醯化酶 sirtuins），模擬熱量限制的作用，而這可能會降低老化和與年齡相關的疾病發病，並且有助於延長壽命。目前關於延長人類壽命能力的研究仍然不足。

如果服用白藜蘆醇，請留意它具有植物雌激素的作用（參見第六章），可能會增強雌激素在體內的作用。因此，具有激素敏感症狀的個體，如乳腺癌、子宮癌、卵巢癌、子宮內膜異位和子宮肌瘤等患者，應在合格醫護人員的指導下避免或使用。服用時不要與具有抗凝血性質的補充劑或藥物一起使用。此外，白藜蘆醇也具有影響某些藥物代謝的作用。

12

如何設計個人化的彩虹飲食

唯有從整體的角度探索才能看到個體的獨特性。

——大衛・波姆（*David Bohm*）

　　根據你瞭解到的自己的內在全光譜和七種健康系統，現在你可以設計專屬於自己的個人飲食計畫。再次重申，在進行任何大幅飲食改變之前，請先諮詢醫生，這些只是提供你一些可行的想法。

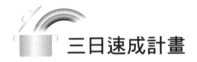 三日速成計畫

　　一旦你知道自己那些顏色不平衡，你可以將重點放在連續三天吃這些顏色的食物。例如，如果你的根源和洞見系統分數很高，那麼在這幾天內你可以在飲食中加強蛋白質、礦物質、不可溶性纖維、紅色食物、可可粉和藍色與紫色的食物，然後觀察身體的感覺。過了三天之後，再做一次「全彩光譜測驗」以得知你的分數。如果你在這些領域仍然不平衡，那麼你則需要更多的時間（總共大約七天）專注在這些系統。在這個過程中，除了只是處理食物的問題外，看看你是否可以加入一些飲食的策略。

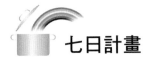

七日計畫

　　無論你的全彩光譜測驗分數如何，你都可以每週為每一種健康系統分配一天。每一天，將重點放在多彩的食物，以及實行符合該系統顏色的飲食。例如，在第一天，吃紅色食物和對應於根源系統的食物，如蛋白質。

　　此外 你還可以加入第五章中提到的一些根源飲食做法。在第二天，以同樣的方法專注於心流系統，吃橙色食物，重點放在油脂、水、堅果和種子類。你甚至可以穿橙色的衣服，並且評估你的情緒表達如何。在第三天，透過加入黃色、健康的食物，將你的重點轉移到火焰系統，評估你的碳水化合物攝取量，並且記下你吃特定食物後的能量水平，以此類推持續到第七天的精神系統。

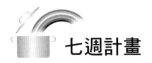

七週計畫

　　有些人告訴我，所有這些系統的功能讓他們難以抗拒，他們很想讓每一個系統平衡「到位」。如果這聽起來像是你的情況，你可能會喜歡確實深入每個系統，每一個星期專注一個。先從根源系統開始，之後接下來的六個星期，以此類推專注於其他的系統。如果你有能力和興趣，這倒是一個深入瞭解你的系統的好方法。每年進行一次這種做法對於大多數人來說就已經足夠了，而全年可以多次頻繁地進行短期的三天和七天計畫。

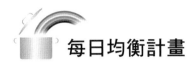

每日均衡計畫

也許你只想專注於日常生活中所有系統的平衡。在這種情況下，你可以評估每日飲食的顏色和品質，以下為日常全彩光譜策略的參考範例：

圖表3　飲食範例 #1*

餐點	食物	系統
早餐	芒果加椰奶製成的思慕昔、水煮蛋、表達感恩之情	根源、心流、愛、真相
點心	芹菜和胡蘿蔔棒佐鷹嘴豆泥、紅茶	根源、心流、火焰、愛、真相、洞見
午餐	綜合綠色沙拉配小蕃茄、松子、橄欖和小黃瓜，再加上一杯扁豆湯、小杯石榴汁，並且注入愛	根源、心流、火焰、愛、真相
點心	原味無糖優格佐綜合莓果和亞麻籽粉	根源、心流、愛、洞見
晚餐	亞洲蔬菜清炒（竹筍、豆芽、豌豆、中國茄子）雞肉、茉莉花茶、禱告	根源、愛、真相、洞見、精神
點心	肉桂烤蘋果	根源、火焰、洞見

＊請注意，正常的飲食時間可以供應火焰和真相系統；全天應補充水分以滋養心流系統。

圖表4　飲食範例 #2

餐點	食物	系統
早餐	燕麥片加亞麻仁粉佐椰奶、核桃、蜂蜜	根源、心流、火焰
點心	在陽光下製成的冰茶、西洋梨、少量山核桃	根源、心流、愛、真相、洞見、精神
午餐	烤鮪魚排配芝麻菜佐芝麻油、百香果茶、與朋友共享午餐	根源、心流、愛、真相、洞見
點心	鷹嘴豆泥搭配紅椒和胡蘿蔔	根源、心流、火焰
晚餐	咖哩豆腐加綠花椰菜配印度香米並以感恩之心料理	根源、火焰、愛、洞見
點心	鮮桔	心流

圖表 5　飲食範例 #3

餐點	食物	系統
早餐	自製高纖蕎麥／亞麻仁粉香蕉核桃煎餅佐藍莓果醬	根源、心流、火焰、愛、洞見、
點心	印度香料有機熱豆奶茶、加上溫暖的祝福	根源、愛、洞見、精神
午餐	大片莙蓬菜包覆烤蔬菜（蘑菇、西葫蘆、紅椒、茄子、黃色夏季南瓜）、菠菜、紫苜蓿芽、酪梨切片佐芝麻醬	根源、心流、火焰、愛、真相
點心	用你的所有感官去感受吃桃子的體驗、啜飲日式焙茶	心流、愛、真相、洞見
晚餐	自製火雞辣味燉菜配亞麻仁餅乾、感謝的禱告	根源、心流、火焰、愛、精神
點心	綜合堅果方便包（無糖綜合堅果和水果乾、椰仁脆片）	根源、心流、真相

CHAPTER

13

維持七大系統健康的食譜

下廚好比戀愛，若不能隨心所欲，不如作罷。

——哈瑞特‧范‧洪恩（*Harriet Van Horne*）

　　這些食譜都只是提供參考的建議。請根據自身的情況與你的醫療保健人員的建議做調整。另外我建議你儘量選擇有機的食材。

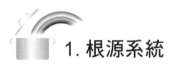 ## 1. 根源系統

紅色冰旋思慕昔　　　　　　　　　　　　　　　　　　　4 人份

- 2 cups 冰凍草莓
- 1 cup 冰凍覆盆子
- 1 cup 不加糖有機奶替代品（如杏仁奶、椰奶）
- 1 tbsp 蜂花粉（自選）
- 少量冰塊
- 水視情況添加

作法

將所有材料與冰塊放入攪拌機；適時加入一點水使之攪拌呈奶昔狀即可。

早晨炒蛋 2 人份

- 3 顆中型紅色馬鈴薯，洗淨切成八等分方塊狀
- 2 tbsp 特級初榨橄欖油
- 2 瓣大蒜切碎
- 1 根青蔥
- ⅛ cup 黑橄欖切片
- 1 cup 綠花椰菜切成小花
- 4 顆雞蛋
- 2 tbsp 不加糖有機奶替代品（例如杏仁奶、椰奶）
- 少量咖哩粉
- 鹽和胡椒

作法

先使用平底鍋水煮紅馬鈴薯至馬鈴薯呈現微軟狀，但不是呈泥狀。之後倒出平底鍋內多餘的水分後加入橄欖油。接著將大蒜、蔥、橄欖和綠花椰菜一起放入平底鍋中，並用低溫拌炒 2 分鐘。再來將雞蛋、牛奶替代品和咖哩粉倒入小碗攪拌，然後將雞蛋混合物倒入拌炒的蔬菜中加熱，並且不定時用鍋鏟將材料混合均勻，最後灑上鹽和胡椒即可。

清炒薑蒜末豆腐（雞肉）蔬菜 4 人份

- 1 lb（約 453g）傳統有機豆腐或四片有機雞胸肉
- 2 tbsp 日式無麩質醬油（tamari）（低鈉醬油）
- 2 tbsp 芝麻油
- 2 tsp 去皮新鮮薑
- 2 瓣大蒜切碎
- 2 cups 綠花椰菜切成小株
- 2 cups 切片蘑菇
- 1 顆紅椒切成細絲
- 鹽和胡椒

作法

豆腐瀝乾切成立方體或將雞胸肉切成小塊,放入小碗中加入醬油和 1 tbsp 芝麻油攪拌醃大約 5 ～ 10 分鐘。在炒鍋或大型不沾鍋中倒入 1 tbsp 油高溫加熱後加入薑和蒜末快炒 30 秒。然後加入醃好的豆腐或雞肉,再快炒 2 分鐘,之後倒入綠花椰菜、蘑菇和甜椒,繼續拌炒 2 分鐘,最後加入鹽和胡椒調味即可。

樸實辣燉湯 3 至 4 人份

- 2 tbsp 特級初榨橄欖油
- 1 顆中型洋蔥切碎
- 4 瓣大蒜切碎
- ½ lb(約 227g)蘑菇切碎
- 2 cups 煮熟斑豆或紅腰豆
- 1 顆紅甜椒切碎
- 2 cups 白花椰菜切小花
- 2 根紅蘿蔔洗淨切小塊
- 1 份 28 oz(約 828ml)罐頭小蕃茄加蕃茄汁
- 2 tbsp 蕃茄醬
- 3 tbsp 紅酒醋或紅酒
- 1 cup 蕃茄汁
- 1 tbsp 小茴香粉
- 2 tbsp 辣椒粉(Chili Powder)
- 1 tsp 紅椒粉(paprika)
- 鹽和黑胡椒調味

作法

在大湯鍋中,用中火及橄欖油炒洋蔥和大蒜直到洋蔥變黃和柔軟,大約 5 分鐘。之後加入蘑菇拌炒 5 ～ 10 分鐘,然後將其他的材料倒入攪拌至煮沸後轉小火燉煮,偶爾攪拌一下,煮至所有蔬菜完全軟爛,大約 50 分鐘。之後調味趁熱享用。

滋補豆湯

4 人份

- 2 cup 白腰豆
- 1-2 cups 煮熟紅腰豆、赤小豆或紅豆
- 1 cup 煮熟鷹嘴豆
- 2-3 cups 新鮮菠菜或菊苣洗淨瀝乾切碎或 1 份 10oz（約 284g）冷凍菠菜包
- 4 cups 有機雞肉或蔬菜高湯
- 2 顆洋蔥切碎
- 2 瓣大蒜切碎
- 1 tsp 乾燥羅勒／ 1 tsp 乾燥奧勒岡
- 1 tbsp 乾燥歐芹
- 少許胡椒調味

作法

將所有材料混合小火燉煮 45 分鐘，趁熱享用。

火雞肉麵包

2 至 3 人份

- 1 lb（約 454g）自由放牧有機碎火雞肉
- 1 顆蛋打碎
- ½ cup 香菇，先用奶油炒過
- ½ cup 水
- ½ cup 芹菜切碎
- 1 小顆紅色馬鈴薯煮熟切成小塊
- ¼ cup 有機燕麥
- ½ cup 杏仁粉（almond meal）
- 1 tbsp 乾燥歐芹
- 2 tsp 乾燥龍蒿葉（tarragon）
- 1 tsp 乾燥鼠尾草
- 少許海鹽和新鮮黑胡椒調味

作法

預熱烤箱至 375°F（190℃）。將所有材料放入碗中混合均勻後，倒入砂鍋中烘烤大約 35 ～ 40 分鐘。

冷蕃茄奶油濃湯

- 1 根小黃瓜切碎
- 1 根大蔥切碎
- 1 瓣大蒜
- 4 cups 無鹽蕃茄汁
- 1 顆紅或綠甜椒切碎
- ½ tsp 奧勒岡
- 1 cup 原味有機優格
- 切片蘑菇或蕃茄切大塊裝飾用
- 少許鹽和胡椒調味

作法

將優格外的所有材料倒入攪拌機中攪拌均勻後，加入優格攪拌。在吃之前先放入冰箱冷藏幾個小時，在上桌前根據需要以蘑菇或蕃茄裝飾，並且加入少許調味料即可。

冬季根莖蔬菜湯

4 人份

- 2 tbsp 特級初榨橄欖油
- 1½ cup 洋蔥切大塊碎片
- 3 tbsp 大蒜末
- 6 cups 蔬菜高湯
- 2 tbsp 蘋果醋
- 2½ cups 芹菜根切碎
- 2¾ cups 馬鈴薯切碎
- 2¾ cups 地瓜切碎
- 1¾ cups 歐洲防風根切碎
- 1¾ cups 胡蘿蔔切碎
- 2 cups 蕪菁切碎
- ½ tsp 新鮮薑末
- ½ tsp 鹽
- ¼ tsp 小茴香
- ¼ tsp 咖哩
- ⅛ tsp 辣椒粉（cayenne pepper）

作法

用平底鍋以大火將油加熱後，放入洋蔥拌炒直到呈軟黃色，之後加入大蒜拌炒
1 分鐘。然後與其他材料一起倒入大湯鍋以小火煨 90 分鐘即可，趁熱享用。

肉桂堅果烤蘋果　　　　　　　　　　　　　　　　　　2 人份

- 2 tbsp 腰果
- 2 tbsp 山核桃
- 1 tbsp 無糖椰仁脆片
- 1 tsp 肉桂
- 2 tbsp 蜂蜜
- 2 顆蘋果去核
- 2 tbsp 濃縮蘋果汁
- 1 cup 水
- 2 tbsp 脫脂原味優格（自由選擇）

作法

將堅果片、無糖椰仁脆片、肉桂和蜂蜜放入小碗混合。將去核蘋果放在小玻璃
烤盤中，用勺子將混合物放入每個蘋果的中心，如果還有剩餘則放在蘋果的頂
部。將濃縮蘋果汁和水倒在蘋果上。放入烤箱用 350°F（175℃）烘烤大約 30
分鐘，或直到蘋果變軟。享用時可依喜好加上少量無脂優格。

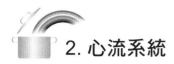

2. 心流系統

蜂蜜木瓜佐新鮮椰仁片　　　　　1 至 2 人份

- 1 顆成熟木瓜
- 1 tsp 蜂蜜
- ½ cup 新鮮椰仁薄片

作法

木瓜對切去籽，在兩個半顆木瓜上淋上蜂蜜，之後撒上椰仁薄片即可食用。

綜合水果盤　　　　　　　　　　2 至 3 人份

- 2 顆桃子切片
- 2 根成熟香蕉切塊
- 1 顆油桃切片
- 1 顆血橙剝瓣
- 1 顆芒果切薄片
- ½ cup 無糖椰仁碎片
- 2 tbsp 萊姆或檸檬汁
- 薄荷幼枝（自選）

作法

除了萊姆或檸檬汁外，將所有材料放入大碗中混合，最後灑上萊姆或檸檬汁，蓋上蓋子放入冰箱冷藏或立即享用。上桌前可用薄荷葉裝飾其上。

芒果薑思慕昔   1 至 2 人份

- 1 顆成熟芒果去皮切片
- 2 cups 無糖椰奶
- 2 tbsp 亞麻仁粉
- 少許薑粉

作法

將所有材料放入攪拌機中混合至平滑狀後立即享用或放入冰箱冷凍 1 小時製成雪酪。

火烤鮭魚佐杏桃醬和小胡蘿蔔   4 人份

- 24 oz（約 680g）野生鮭魚

醬汁

- ¾ cup 杏桃醬
- 1 tbsp 日式照燒醬
- 2 tbsp 巴薩米可醋
- 1 tsp 新鮮薑片
- 2 tbsp 芝麻油
- 2 tbsp 柳橙汁
- 1 tsp 柳橙皮
- 1 小袋小胡蘿蔔
- 適量薑末

作法

將鮭魚切成 4 份，每份 6 oz（約 170g），放入 9×13 的烤盤。在小平底鍋中，放入杏桃醬、照燒醬、醋和薑，在低溫下拌炒約 1 分鐘，或直到杏桃醬呈液體狀後放在室溫下冷卻。之後加入芝麻油、柳橙皮和柳橙汁攪拌均勻。先將 ¾ 混合物倒在鮭魚上層，蓋上鋁箔紙並冷藏 1 ～ 2 小時或直到要烤時再取出。將剩餘的醬汁放在一個小碗裡。同時，清蒸胡蘿蔔直到變軟。用中火預熱火烤架，在烤架上刷上油脂，去除鮭魚上的醃漬物後，將鮭魚放在烤架上。蓋上燒烤

蓋，每面大約烤 3 ～ 4 分鐘或直到所需的熟度。享用時搭配溫熱杏桃醬和小胡蘿蔔。

創意胡蘿蔔咖哩「3C」湯（Creative Carrot Curry）　　4 人份

- 1 tbsp 特級初榨橄欖油
- 1 顆中型洋蔥切碎
- 2 lb 胡蘿蔔洗淨不要去皮切成 ½ 吋厚圓狀
- 1 tbsp 咖哩粉
- 5 cups 蔬菜或有機雞肉高湯
- 1 cup 淡椰奶
- 鹽和現磨黑胡椒調味

作法

在大平底鍋中以中火加熱橄欖油，將切碎的洋蔥加入拌炒 3 ～ 4 分鐘或直至呈金黃色，之後加胡蘿蔔攪拌均勻，倒入咖哩粉持續拌炒大約 30 秒。倒入高湯用大火煮沸，然後轉中小火，蓋上鍋蓋燜煮大約 30 分鐘，或直到胡蘿蔔變軟。然後分次用攪拌機或食物處理機將湯攪拌至平滑濃稠狀，倒入大碗中，在小火下慢慢加入椰奶攪拌，最後加入鹽和黑胡椒調味即可趁熱享用。

橙甜椒釀菰米與杏仁　　2 人份

- ⅓ cup 切碎黃洋蔥
- 1 瓣大蒜切碎
- 2 tbsp 特級初榨橄欖油
- 2 cups 蔬菜或有機雞肉高湯
- 1 cup 菰米（wild rice 北美野生米）
- ⅛ cup 芹菜切丁
- ⅛ cup 胡蘿蔔切成 ½ 吋圓狀
- ½ cup 杏仁片
- ⅛ tsp 迷迭香
- ⅛ tsp 奧勒岡少許海鹽
- 2 顆大型橙甜椒去梗

作法

在大鍋中用油拌炒洋蔥和大蒜,直到洋蔥變軟。加入高湯、米、芹菜和胡蘿蔔
煮滾後覆蓋,轉小火燜煮大約 20 ～ 25 分鐘或直到米飯幾乎煮熟後關火,加入
¼ cup 杏仁片和香料先擱置一旁。把甜椒放入裝滿 2 英吋(約 5cm)高的水
的大平底鍋中,將水煮開並繼續煮 2 ～ 3 分鐘或甜椒稍微變軟後,瀝乾平底鍋
的水。把甜椒取出放入砂鍋盤中,之後將混合物塞入甜椒內,剩餘的混合物則
放在甜椒周圍。蓋上鍋蓋放入烤箱以 350 ℉(175℃)烘烤 15 分鐘,最後在
頂端灑上黑胡椒和杏仁即可食用。

烤山藥山核桃 3 至 4 人份

- 5 根中型山藥
- 2 cups 無糖椰奶
- ¼ cup 蜂蜜
- ¼ cup 山核桃切碎(預留 1 tbsp 裝飾)
- ¼ cup 無糖椰仁碎片(預留 1 tbsp 裝飾)
- ½ tsp 肉桂碎片
- 1 tbsp 肉豆蔻

作法

在烤箱中以 350 ℉(175℃)烘烤山藥 1 個小時或直到軟化。將山藥表皮剝離
並放入大碗中用叉子壓碎成小塊狀。之後將椰奶倒入山藥中攪拌混勻,直到混
合物呈平滑狀。然後加入蜂蜜、山核桃、切碎的椰仁、肉桂和肉荳蔻子拌勻,
再倒入大小適中的砂鍋盤中並撒上山核桃和切碎的椰子趁熱或冷卻後享用。

夏威夷堅果酥皮大比目魚 4 人份

- 1 cup 糙米粉
- ¼ cup 亞麻仁粉
- 3 顆雞蛋
- ¼ cup 柳橙汁

- 2 cups 淡鹽烤夏威夷堅果切碎
- 4 片野生大比目魚
- ¼ cup 融化的印度酥油
- 2 tbsp 切碎的青蔥裝飾用

作法

將糙米粉和亞麻仁粉放入淺碗內混合。將蛋和柳橙汁倒入另一個碗中混合均勻,將夏威夷堅果放在第三個淺碗或盤子上。先將比目魚的兩面沾上麵粉,然後浸入蛋液碗中,之後用堅果將兩面完全包覆。重複相同的步驟將所有魚片用堅果包覆好。在煎鍋裡放入熔化的酥油,然後將比目魚放入煎鍋直到魚兩面煎熟,過程大約 10 分鐘。上桌前可撒上切碎的青蔥。享用時可搭配芒果酸辣醬(參考 P249)。

新鮮杏仁腰果堅果醬
大約 2 杯

- 1 cup 無鹽烘烤去皮杏仁
- 1 cup 淡鹽烘烤腰果

作法

將所有堅果放入重型攪拌機或食物處理機研磨呈糊狀。裝入氣密玻璃瓶中置於冰箱冷藏。請在兩個星期內食物完畢。

胡核青醬
大約 3 杯

- 1 顆大型蒜頭
- 1 cup 特級初榨橄欖油
- ½ cup 新鮮羅勒葉
- 1 cup 胡桃(去皮)
- ½ cup 黑胡桃
- 1 cup 松子

作法

將大蒜放入塗油的玻璃盤上放入烤箱內以 350 °F（175℃）烘烤大約 40 分鐘，過程中不時塗上橄欖油。烤好後靜置冷卻剝皮。將切碎的羅勒葉放入攪拌機或食品調理機，之後加入大蒜、堅果和剩餘的油充分攪拌混合。在做好的青醬成品上層塗上薄薄一層油，然後放入冰箱冷藏可保存長達 2 週。

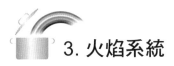

3. 火焰系統

綜合健康原味麥片（Muesli） 2 至 4 人份

- 1 cup 無糖爆米香穀物（puffed rice cereal，例如 Perky's brand)
- ½ cup 酥脆糙米香（crispy brown rice）
- ⅛ cup 燕麥片
- ⅛ cup 亞麻仁籽
- ⅛ cup 無糖椰仁碎片
- ¼ cup 杏仁片
- ⅛ cup 山核桃碎片
- ⅛ cup 南瓜籽
- ¼ cup 葡萄乾
- ¼ cup 蜂蜜
- ¼ cup 融化印度酥油

作法

將所有材料放入一個大碗中混合均勻，之後將混合物平鋪在餅乾烘焙紙上，放入烤箱用 375 ℉（190℃）烘烤 20 分鐘或直到稍微變成褐色。烘烤後便可放入塑膠袋或玻璃罐中置於室溫下保存。可當作隨身攜帶式的小吃或穀物。

熱咖哩扁豆湯 6 人份

- 4 大瓣大蒜去皮切碎
- 2 顆中型黃洋蔥切小塊
- 1 tbsp 特級初榨橄欖油
- 2 cups 棕色或黃色扁豆
- 1 cup 新鮮玉米粒
- 3-4 根胡蘿蔔切片
- 3 顆大型馬鈴薯，切成 1 吋方塊大小

- ¼ tsp 小茴香
- 2 tsp 咖哩粉
- 少許鹽
- 10 cups 蔬菜或雞肉高湯

作法

在小型平底鍋中，用中火加熱橄欖油拌炒大蒜和洋蔥直到變軟。洗淨扁豆後放入大鍋中，加入高湯和所有其他材料，包括炒大蒜和洋蔥。用小火煨煮大約 1 個小時，偶爾攪拌一下。煮好後趁熱享用，剩餘的部分可以放入冰箱冷藏。

糙米配黃色蔬菜和芝麻和風醬　　　　　　　　　　　　　　　　　2 人份

- 1 cup 全穀物（短或長穀物）有機糙米（如果想增添堅果味，可以選擇短穀物）
- 2½ cup 水
- 2 tbsp 烘焙芝麻
- 2 tbsp 日式醬油（tamari）
- 1 tbsp 烘焙芝麻油
- 2 瓣大蒜切碎或壓碎
- 1 cup 切丁黃色南瓜
- 1 cup 切塊黃色甜椒
- ½ cup 切碎青蔥
- 3 tbsp 米醋
- 4 tsp 新鮮薑末
- 2 tsp 蜂蜜

作法

將米與水倒入中型平底鍋，用中火慢慢煮滾後，蓋上鍋蓋轉小火燉煮直到米變軟，水分被吸收，大約 30 ～ 35 分鐘。用叉子將米飯撥鬆，然後將米飯轉移到大碗。或者用電鍋煮飯，當電鍋煮飯時，在小型乾煎鍋中用中小火烘烤芝麻，過程中不斷攪拌直到呈金黃色和香氣溢出，大約烘烤 3 分鐘，之後靜置小碗中冷卻。在另一個小碗中將醋、日式醬油、芝麻油、薑、大蒜和蜂蜜一起攪拌均勻，等到米飯冷卻後將這些醬汁倒入米飯中攪拌入味。最後在上面加入黃瓜、黃甜椒和青蔥，並且撒上芝麻即可享用。

藜麥／莧菜松子沙拉

- 1 cup 藜麥洗淨
- 1 cup 莧菜籽洗淨
- 3 cups 水
- 少許海鹽
- ½ cup 玉米粒
- ½ 條中型小黃瓜切丁
- 1 顆中型蕃茄切丁
- ½ cup 切碎芫荽
- ½ cup 切碎羅勒
- 2 tbsp 檸檬汁
- 1 cup 松子
- 黑胡椒少許

作法

將藜麥、莧菜籽、水和鹽混合放入中型鍋中煮沸，燉煮 20 分鐘。在中型玻璃碗中，將玉米、黃瓜、番茄、香菜、羅勒和檸檬汁混合均勻後加入藜麥混合物後，再攪拌均勻在上桌前加入松子，用黑胡椒調味，可趁熱或冷卻後享用。

地中海義式玉米糕

2 人份

- 1 卷預煮壓縮義式玉米糕切片（compressed polenta）
- 2 tbsp 特級初榨橄欖油
- ½ cup 羅勒切碎
- 1 tsp 奧勒岡
- 1 顆中型馬鈴薯切小塊
- ½ cup 松子
- ¼ cup 菲達起司（feta cheese）
- 少許海鹽
- 少許黑胡椒

作法

在煎鍋上用中火熱油煎玉米糕片，大約 1 分鐘後翻面，直到玉米糕呈微棕色。把煎烤過的玉米糕放在大盤子上。在玉米糕上加入羅勒、奧勒岡、蕃茄、松子和起司。最後加入鹽和胡椒調味。

陽光玉米沙拉　　　　　　　　　　　　　　　　2 至 4 人份

- 6-8 根新鮮玉米或 3 cups 冷凍玉米粒
- 1 顆大型紅甜椒切小塊
- 3 根青蔥切成 ¼ 吋大小
- ⅛ cup 特級初榨橄欖油
- 2 tbsp 檸檬汁
- 1-2 瓣大蒜切碎
- ¼ cup 芫荽
- ⅛ tsp 辣椒粉
- 1-2 墨西哥辣椒切丁
- 少許鹽和黑胡椒調味

作法

將所有材料放入中型玻璃碗中混合均勻即可食用。

糙米布丁　　　　　　　　　　　　　　　　　　4 人份

- 2 cups 糙米
- 4 cups 水
- ½ cup 無糖椰奶
- 1 tsp 肉桂
- ½ tsp 小豆蔻
- 1 小把山核桃片
- ¼ cup 蜂蜜

作法

將糙米洗淨，放入平底鍋中加入 4 cups 水，蓋上鍋蓋燜煮 20 ～ 25 分鐘，直到米飯煮熟。之後加入椰奶、肉桂、小荳蔻和山核桃片攪拌均勻，最後加入蜂蜜攪拌，可趁熱或冷卻後享用。

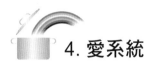

4. 愛系統

亞麻籽與節瓜杯子蛋糕 約 6 份

- 1½ cups 糙米粉
- 1 cup 亞麻仁粉
- 2 tsp 烘焙小蘇打粉
- 1 tsp 泡打粉
- ½ tsp 海鹽
- 2 tsp 肉桂
- ½ tsp 小豆蔻
- ½ cup 葡萄乾
- 1 cup 山核桃切碎
- 1 cup 蜂蜜
- 1½ cups 節瓜切成碎片
- ¾ cup 無糖牛奶替代品（例如杏仁奶、椰奶）
- 2 顆蛋（打散）
- 1 tsp 香草

作法

在大碗中將乾性材料（麵粉、亞麻仁粉、小蘇打、泡打粉、海鹽、肉桂、小荳蔻、葡萄乾、山核桃）混合在一起。用另一個碗，混合節瓜、蜂蜜、牛奶替代品、蛋液和香草。之後將混合的液體材料倒入乾性混合物中，用手攪拌均勻直到材料呈潤漬狀。在中型杯子蛋糕烤盤內 上有機椰子油，每個杯子蛋糕口倒入約 ¾ 滿的麵糊，之後放入烤箱以 375 ℉（190℃）烘烤 15 ～ 20 分鐘或直到稍微呈褐色。享用前請先靜置冷卻，剩餘的杯子蛋糕可儲存在冰箱中。

愛心沙拉

- 1 袋新鮮有機菠菜葉（10-12 oz）
- 1 顆成熟酪梨切丁
- 1 cup 綠花椰菜
- 1 tsp 新鮮蒔蘿
- ½ cup 草莓對切（呈心型）
- ½ cup 烘烤杏仁片
- 少許海鹽和胡椒

醬汁

- ¼ cup 亞麻仁油
- ¼ cup 特級初榨橄欖油
- ¼ cup 香醋

作法

菠菜葉洗淨後放入大碗中，加入酪梨丁、綠花椰菜和蒔蘿輕輕混合，頂部放上草莓和杏仁片。醬汁材料倒入搖搖杯混合。沙拉上桌前再淋上醬汁與灑上鹽和胡椒。

迷迭香烤花椰菜和松子

2 至 3 人份

- 1 大顆有機白花椰菜
- 2 瓣大蒜去皮切碎
- ⅛ cup 特級初榨橄欖油
- 1 tbsp 新鮮迷失香
- ½ cup 生松子海鹽
- 新鮮現磨黑胡椒

作法

烤箱預熱至 425 ℉（220℃）。將花椰菜切成小塊或小花，放入大型混合碗，加入蒜攪拌。之後倒入橄欖油，確保所有花椰菜都沾上橄欖油，並且撒上迷迭香、松子、鹽和胡椒粉。將混合物均勻平鋪在烘烤盤上，置於烤箱烘烤 20 ～ 25 分鐘，或直到花椰菜表面和邊緣呈淺棕色後即可享用。

球芽甘藍暖心湯 2 至 3 人份

- 1 lb 新鮮球芽甘藍洗淨對切
- 1 顆小型黃色洋蔥去皮切碎
- 2 tbsp 印度酥油
- 少許海鹽和胡椒
- 2 tbsp 新鮮現磨帕馬森起司（自選）

作法

清蒸球芽甘藍 2～3 分鐘或直到呈鮮綠色和變軟。用 1 tbsp 印度酥油清炒洋蔥直到洋蔥呈半透明狀，之後加入蒸好的球芽甘藍和剩餘的酥油，並撒上鹽和胡椒調味。用中大火熬煮球芽甘藍呈微棕色，之後將甘藍取出放入盤上，灑上磨碎的帕馬森起司即可食用。

感恩米紙卷 4 至 6 卷

- 1 包米紙卷皮（餅皮）
- 幾片長葉萵苣或結球萵苣
- 1 cup 煮熟冷卻的茉莉香米
- 1 cup 香菜洗淨切碎
- ¼ cup 小黃瓜洗淨切成小丁
- ⅛ cup 胡蘿蔔切碎
- 1 cup 豆芽
- 1 傳統有機豆腐切丁
  或
  1 cup 預煮小蝦仁用開水漂洗
- 1 tbsp 碎花生

作法

將熱水倒入與米紙皮直徑大小同寬的淺盤中，輕輕將米紙皮從包裝中取出放入溫水中靜置一會兒，直到它變軟。一旦變軟後，取出放在乾淨的砧板或大盤子上。將萵苣葉放在上面，然後依序加入少許的米、香菜、黃瓜、胡蘿蔔、豆芽、豆腐或蝦，再放入碎花生，接著從粉紙皮邊緣開始捲起，並且緊緊包覆好後，就可直接享用或搭配沾醬（參考 P249）。

豌豆精力湯

- 1 tbsp 特級初榨橄欖油
- 1 顆小型黃洋蔥切碎
- 1 片月桂葉
- 3 瓣大蒜去皮切碎
- 2 cups 綠色乾燥豌豆
- 1½ tsp 海鹽
- 11 cups 水
- 2 根胡蘿蔔切碎
- 1 根青蒜切細
- 3 根芹菜莖切細
- ½ cup 歐芹切碎
- ½ tsp 乾燥羅勒
- 少許現磨黑胡椒

作法

在大鍋中用中火熱油拌炒洋蔥、月桂葉和大蒜 3 ～ 4 分鐘或直到洋蔥變軟呈半透明狀。加入豌豆、鹽和水煮沸後轉小火燉煮 90 分鐘，偶爾攪拌一下。之後加入胡蘿蔔、青蒜、芹菜、歐芹、羅勒和胡椒再燉煮約 45 分鐘，或直到豌豆和蔬菜變軟即可。

綠色鷹嘴豆配米飯

- 1 cup 綠色乾燥鷹嘴豆
- 1½ cups 茉莉香糙米
- ½ tsp 海鹽
- ½ cup 胡桃
- 1 小把羅勒
- 2 瓣大蒜
- 1 tbsp 檸檬汁
- 2 tbsp 特極初榨橄欖油
- ½ cup 芹菜切小塊
- 新鮮現磨黑胡椒調味

作法

將水煮沸後加入鷹嘴豆、米飯和鹽,接著蓋上鍋蓋用文火燉煮約 40 分鐘。關火後靜置約 10 分鐘,之後打開鍋蓋使其冷卻。當豆子和米飯在煮時,用食物調理機攪拌胡桃、羅勒、大蒜、檸檬汁和橄欖油。當米飯冷卻後,加入堅果混合物攪拌均勻,最後撒上芹菜和胡椒調味即可享用。

芝麻甘藍波菜　　　　　　　　　　　　　　　2 至 3 人份

- 1 包新鮮有機菠菜洗淨
- 1 束恐龍羽衣甘藍(dinosaur kale)洗淨
- 1 根青蔥切細
- 2 瓣大蒜去皮切碎
- 1 tsp 芝麻籽
- 1 tbsp 芝麻油

作法

使用有蓋的平底鍋,加入水後用中火煮菠菜和羽衣甘藍,直到其稍微變軟,但仍然呈明亮綠色。在料理蔬菜的同時,使用另一個鍋子用芝麻油拌炒青蔥、大蒜和芝麻,直到芝麻稍微呈褐色。瀝乾煮菜的水分,將炒好的芝麻混合物倒入蔬菜中拌勻,趁熱或待冷卻皆可享用。

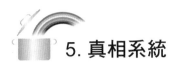

5. 真相系統

辣堅果醬

大約 1 杯

- ½ cup 有機酥脆花生醬
- ½ cup 有機腰果醬
- 4 tbsp 紅茶或綠茶
- 1 tsp 芝麻油
- 2 tbsp 日式醬油（tamari）
- 1 tbsp 米醋
- 1 tsp 蜂蜜
- 1 瓣大蒜去皮切碎
- ¼ tsp 壓碎紅辣椒

作法

混合所有材料。辣堅果醬可以佐清蒸蔬菜或用來做米卷或蔬菜卷的沾醬。

芒果酸辣醬

約 2 至 3 杯

- 1 tbsp 芝麻油
- 1 tsp 卡宴辣椒（cayenne）
- 1 tbsp 咖哩粉
- ¾ cup 黃洋蔥切碎
- 2 tbsp 新鮮薑末
- ½ cup 橙甜椒切小塊
- ½ cup 黃金葡萄乾
- 3 cups 新鮮成熟芒果（大約 2 顆），去皮切成長條
- ½ cup 無糖鳳梨汁
- ½ cup 蘋果醋
- 1 cup 蜂蜜

作法

在小煎鍋中熱油，放入辣椒、咖哩粉和洋蔥拌炒。一旦洋蔥變軟後，加入薑末、葡萄乾和甜椒，繼續拌炒 1 分鐘。然後加入芒果再煮一分鐘。用一個小碗將鳳梨汁、醋和蜂蜜混合拌勻後，倒入煎鍋與混合物以小火燜煮 20 ～ 25 分鐘或直到湯汁變濃，過程中要不時攪拌。成品靜置冷卻，最後倒入玻璃瓶保存。

香醋桃子醬   大約 1 杯

- ½ cup 巴薩米可醋（balsamic vinegar）
- ½ cup 桃子切碎
- 2 tbsp 乾燥蔓越莓
- 1 tbsp 胡桃油
- 1 tbsp 胡桃切碎

作法

在小型煎鍋中以文火燜煮香醋和桃子，直到呈焦糖狀質地（約 1½ 分鐘）後關火。之後加入蔓越莓乾、胡桃油和胡桃。成品可淋在蔬菜上或作沙拉醬。

海菜沙拉   2 人份

- 1 cup 紅藻，浸泡過並切成小段狀
- 1 cup 胡蘿蔔切碎
- 1 cup 苜蓿芽
- 3 根紅色小蘿蔔切片
- 1 tsp 芝麻油
- 1 tbsp 芝麻
- 少許海鹽

作法

所有材料放入碗中混合均勻即可享用。

蔬菜海苔卷

- 2 cups 煮熟糙米
- 2 tbsp 米醋
- 6 張壽司海苔片

餡料

- ¼ cup 小黃瓜切細絲狀
- ¼ cup 苜蓿芽
- ¼ cup 紫色甘藍
- 1 tsp 日式醬油或醬油
- 1 tsp 芝麻

作法

把所有內餡材料混合靜置一旁。將米醋與米混合均勻，取一片海苔片放在食用餐巾上以方便滾動。將 ½ cup 的米飯平鋪在海苔片上，留下大約 1～2 英寸（約 2.5～5 公分）的邊緣。取 ¼ cup 的餡料放在米飯中間，之後捲起海苔片。做好的海苔卷可直接吃或切成 1 英吋（約 2.5 公分）的大小。

亞洲風味味噌湯

2 至 3 人份

- 5 cups 水
- 1½ cups 切碎的青江菜和大白菜
- 3 朵大香菇切薄片
- 1 根青蔥切碎
- 1 cup 紅藻
- 3 tbsp 紅味噌
- 1 cup 傳統有機豆腐切小丁或
- 1 cup 有機雞肉切小丁
- 海鹽少許

作法

在鍋中依序加入水、青江菜、大白菜、蘑菇、青蔥、紅藻和味噌，用中或小火加熱約 10 分鐘。再加入豆腐或雞肉，並灑上鹽調味後即可享用。

涼拌海草 2 至 3 人份

- 1 小顆紅色甘藍切絲或切碎
- 1 小顆綠色甘藍切絲或切碎
- 2 根胡蘿蔔切絲
- 1 cup 紅藻浸泡後切片
- 2 tbsp 柳橙汁
- ½ cup 蘋果醋
- 1 tbsp 藏茴香

作法

海鹽和現磨黑胡椒調味 將所有材料混合即可食用。

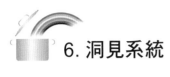 **6. 洞見系統**

綠茶莓果思慕昔

2 人份

- 1 cup 水
- 2 個綠茶包
- 2 cups 冷凍綜合莓果（藍莓、覆盆子、黑莓）
- 1½ cup 有機椰奶
- ¼ cup 石榴汁

作法

將水煮開後加入茶包浸泡 5 分鐘。同時，將綜合莓果、椰奶和果汁放入攪拌機中攪拌直至呈平滑狀。之後將綠茶倒入漿果中混合後即可享用。如果你喜歡吃雪酪，你可以先冰凍後再吃。

可可咖啡豆腐霜

2 至 3 人份

- 1 份 10 oz（約 284g）包裝傳統有機豆腐，瀝乾水分
- ½ cup 蜂蜜
- ¼ tsp 肉桂
- ¼ tsp 小荳蔻
- 1 tsp 即溶咖啡
- 1 tsp 無糖椰仁碎片
- 2 tbsp 可可
- ½ tsp 香草

作法

用攪拌機將所有材料混合均勻，放入碗中置於冰箱冷藏 3 ～ 4 個小時即可。

異國風情奶香茶 2 至 3 人份

- 4 tsp 散裝紅茶或綠茶（例如大吉嶺）
- 1 cup 水
- ¼ 英吋生薑切薄片
- 1 根肉桂棒壓碎
- 6 顆小豆蔻莢壓碎
- 3 顆丁香
- 2 cups 牛奶替代品（椰奶很適合用來做這一款茶）
- 蜂蜜調味（自由選擇）

作法

將 1 cup 水和茶放入平底鍋中煮沸並浸泡 5 分鐘。之後加入薑、肉桂、小荳蔻、丁香和牛奶替代品等。用小火至中火加熱混合物 2 分鐘，過程中偶爾攪拌一下。關火後靜置 2 分鐘，最後加入蜂蜜調味即可，請趁熱享用。

莓果燕麥餡餅 2 至 3 人份

- 2 cups 藍莓
- 1 cup 黑莓
- ¼ cup 蜂蜜
- ¼ tsp 肉桂
- ¼ tsp 香草精
- 1 cup 有機燕麥粒（非即食）
- ¼ tsp 甜菊
- 3 tbsp 糙米粉
- 1½ tbsp 有機奶油，待軟

作法

烤箱預熱至 350 ℉（175℃）。在中型碗中輕輕混合漿果、蜂蜜，肉桂和香草精，之後將混合物平鋪在 8 吋烤盤中。另外用一個碗，加入燕麥粒、甜菊、糙米粉和奶油。用手攪拌直到所有材料呈碎狀，然後將混合物倒在綜合莓果混合物上層，之後放入烤箱烘烤 35 ～ 40 分鐘或直到呈微褐色。烤好後先靜置冷卻，食用時可搭配有機香草優格。

香料薑麵包

- 2 cups 糙米粉
- 1½ tsp 小蘇打粉
- 2 tsp 薑粉
- 1 tsp 小豆蔻
- 1 tsp 肉桂
- 1 tsp 肉豆蔻
- ½ tsp 海鹽
- 2 顆蛋
- ½ cup 蜂蜜
- ½ cup 非硫化糖蜜
- 2 tbsp 新鮮薑末
- ½ cup 蘋果汁
- ¼ cup 有機芥花油
- 1 tsp 柳澄皮

作法

烤箱預熱至 350 ℉（175℃）。將所有乾性材料：麵粉、小蘇打、薑粉、小荳蔻、肉桂、肉豆蔻、海鹽放入中碗混合。另外用一個大碗，將雞蛋、蜂蜜、糖蜜、新鮮薑末、蘋果汁、芥花油和柳橙皮混合在一起。之後將乾性混合物緩慢倒入液體混合物中，並且攪拌均勻後倒入 8 吋方形烤盤，然後放入烤箱烘烤 30 分鐘或直到稍微呈褐色。烘烤好後需先靜置一旁冷卻再從烤盤取出切片。切成方形後即可享用。

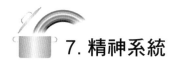

7. 精神系統

排毒發電機 1人份

❖ **意圖為「淨化」**

- 1 顆有機蘋果（紅色或綠色）去籽
- 1 根有機胡蘿蔔
- 1 根有機芹菜
- ½ 吋（約 1.27cm）生薑
- ½ 顆檸檬
- 1 把有機菠菜葉
- 少許卡宴辣椒
- 適量水

作法

帶著淨化的意圖，將所有水果和蔬菜放入榨汁機中榨汁，並且加入卡宴辣椒，全神貫注地將果汁喝下（可視情況添加水）。

漿果淨化汁 1人份

- 1 顆有機五爪蘋果或紐西蘭紅粉佳人蘋果，去籽
- 1 cup 有機草莓切片
- 1 cup 有機藍莓
- ½ cup 有機黑莓
- 少許肉桂
- 適量水

作法

將所有材料用攪拌機或榨汁機打成果汁，最後注入「愛」和「宇宙的光與和平」，並且有意圖地啜飲。

陽光水果風味水

- 1 加侖（約 4 公升）純淨水
- 晴天
- ½ 條有機小黃瓜切片
- 2 片有機柳橙
- 3 顆草莓切薄片

作法

將水放入大玻璃罐中置於陽光下 3 ～ 6 個小時（早上十點至下午四點），之後加入水果輕輕攪拌，整日即可啜飲。

綠色女神

1 人份

- 1 根有機小黃瓜
- 1 cup 有機綠花椰菜
- 1 根有機芹菜
- 1 顆有機綠蘋果去籽
- ⅛ cup 切碎薄荷葉
- 1 小把（有機）大麥草

作法

將所有的材料放入榨汁機中榨汁，並且有意圖地啜飲。

神聖蔬菜湯

1 至 2 人份

- 5 cups 純淨水
- 1 根有機胡蘿蔔切片
- 1 根有機芹菜切片
- ½ cup 歐芹切碎
- 1 有機青蔥切細
- ½ cup 有機青蒜切細

- ¼ cup 牛蒡切細
- 1 tbsp 現擠檸檬汁
- 少許粗海鹽

作法

將水煮開，加入所有材料，用文火煨煮 30 分鐘即可趁熱食用。

特別感謝

　　我非常感謝所有參與創作這本書的朋友，這本書集結我這一生中從許多教師、心靈導師和朋友中所獲得的靈感，洞察力和訊息。

　　衷心感謝我的家人給我的禮物：來自我母親的力量和信任；來自我父親無條件的愛；來自我姊姊敏銳的才智和創造力；以及來自我哥哥深刻的領悟力。我的伴侶馬克一直以來支持我，給予我需要的寫作時間和空間，他不斷教我佛教中「道」的力量；我的代理人克麗斯塔·戈林（Krista Goering）持之以恆且成功地將這些理念推廣到全世界。

　　衷心感謝在人生道路上遇到的所有人，不管是在課程或診所中前來尋求智慧和療癒的朋友。感謝你們讓我進入你的生命，讓我可以盡所能地給予與領受，我仍然會持續地為你們服務。

附錄 A
全彩光譜健康七大系統一覽表

系統	內分泌腺	解剖構造	生理活動	核心議題	食物
☐ 根源	腎上腺	· 腎上腺 · 血液細胞 · 骨骼 · DNA · 腳 · 免疫系統 · 關節 · 腿 · 肌肉 · 直腸 · 皮膚 · 尾骨	· 酶活性 · 非戰即逃反應 · 基因表達 · 蛋白質製造	· 安全感 · 生存 · 族群	· 膳食蛋白質 · 增強免疫力的食物 · 不可溶性纖維 · 富含礦物質食物 · 紅色食物 · 根莖蔬菜
◯ 心流	卵巢、睪丸	· 膀胱 · 臀部 · 腎臟 · 大腸 · 生殖系統 · 薦骨 · 卵巢、睪丸	· 細胞複製 · 脂肪儲存 · 生殖 · 水分平衡	· 創造力 · 情緒 · 關係	· 膳食油脂和脂肪 · 發酵食物 · 魚類和海鮮 · 堅果和種子 · 橙色食物 · 熱帶食物 · 水
△ 火焰	胰腺	· 膽囊 · 肝臟 · 胰腺 · 小腸 · 胃	· 同化作用 · 生物轉化 · 血糖平衡 · 消化	· 平衡 · 能量 · 力量	· 飲食碳水化合物 · 健康甜味劑 · 豆類 · 可溶性纖維 · 全穀物 · 黃色食物

系統	內分泌腺	解剖構造	生理活動	核心議題	食物
◇ 愛	胸腺 心臟	· 腋窩 · 手臂 · 血管 · 乳房 · 雙手 · 心臟 · 肺 · 淋巴系統 · 雙肩 · 胸腺 · 腕部	· 呼吸 · 循環 · 氧合	· 慈悲 · 擴張 · 服務	· 葉類蔬菜 · 小菜苗 · 植物營養素 · 芽菜類 · 蔬菜（尤其綠色蔬菜）
☆ 真理	甲狀腺	· 面頰 · 下巴 · 耳朵 · 嘴巴 · 頸部 · 鼻子 · 喉嚨 · 甲狀腺	· 咀嚼 · 代謝 · 聽覺 · 嗅覺 · 發言	· 真實性 · 選擇 · 聲音	· 水果 · 果汁 · 醬汁 · 海菜類 · 湯品 · 茶類
◎ 洞見	腦下垂體	· 大腦 · 眉毛 · 眼睛 · 前額 · 神精元 · 神經傳導物質 · 腦下垂體	· 情緒平衡 · 睡眠 · 思維過程	· 直覺 · 反射 · 觀想	· 藍紫色食物 · 咖啡因 · 巧克力、可可 · 調節情緒的食物 · 香料
✿ 精神	松果體	· 電磁場 · 能量經絡 · 神經系統 · 松果體	· 晝夜節律 · 淨化 · 光敏感度和感受力	· 連結 · 使命 · 靈魂	· 禁食和排毒的做法 · 無食物 · 光子 · 無毒素食物

附錄 B
常見疾病與七大系統關係表

❖ 主要受到影響的系統
√ 次要受到影響的系統

	根源	心流	火焰	愛	真相	洞見	精神
腎上腺功能障礙	❖						
老化、氧化應激	√	√	√				❖
過敏性鼻炎	√				❖		
味覺改變					❖		
貧血	❖						
血脂異常				❖			
血糖不平衡			❖				
骨骼疾病	❖						
乳房健康				❖			
循環障礙	√			❖			
一般感冒	❖				√		
抑鬱	√					❖	√
消化道功能障礙		√	❖				
疲勞、無精打采	√		❖				√

	根源	心流	火焰	愛	真相	洞見	精神
聽覺障礙					❖		
激素疾病		❖					
免疫功能疾病	❖				√		
感染	❖				√		
發炎疾病	❖		√				
失眠						❖	
肝功能不良			❖				
胃酸分泌不足	√		❖				
記憶力衰退						❖	
神經系統疾病			√				❖
前列腺健康	❖						
蛋白質消化不良	√		❖				
喉嚨痛					❖		
胃不適			❖				
甲狀腺功能障礙					❖		
泌尿道疾病		❖					
傷口癒合	❖						

附錄 C
針對七大健康系統的
藥草和營養補充品

✿主要受到影響的系統
●次要受到影響的系統

	根源	心流	火焰	愛	真相	洞見	精神
維生素							
綜合維生素							✿
維生素 A	✿	●	●	●	●	●	
維生素 B 群			✿				
維生素 B$_1$（苯磷硫胺，脂溶性）			●				✿
維生素 B$_1$（硫胺素，水溶性）			✿				●
維生素 B$_2$（核黃素）	●		✿				
維生素 B$_3$（菸酸）			✿	●			
維生素 B$_5$（泛酸）	●		✿				
維生素 B$_6$（吡哆醇）	●	●	✿	●		●	●
維生素 B$_7$（生物素）	●		✿				●
維生素 B$_9$（葉酸）	✿	●		●		●	
維生素 B$_{12}$（氰鈷胺）	✿		●	●		●	●

	根源	心流	火焰	愛	真相	洞見	精神
維生素 C（抗壞血酸）	☆				●	●	●
維生素 D（膽鈣化醇）	☆				●	●	●
維生素 E（生育酚）		☆		●		●	●
維生素 K（葉綠醌）	●			☆			
礦物質							
鈣	☆	●		●		●	●
鉻			☆				
銅	☆						
碘				●	☆		
鐵	☆						
鎂	●	●	●	☆	●	●	●
磷	☆	●	●			●	
鉀				☆		●	●
硒	●	☆	●		●		
鋅	☆					●	
其他							
5-HTP						☆	
乙醯左旋肉鹼						☆	
蘆薈		☆					

附錄 C　針對七大健康系統的藥草和營養補充品

	根源	心流	火焰	愛	真相	洞見	精神
硫辛酸			☼				●
胺基酸（蛋白質）	☼					●	
穿心蓮	☼		●		●		
醉茄	☼		●				
黃耆	☼		●		●		
熊莓葉		☼					
ß- 胡蘿蔔素		☼					
鹽酸甜菜鹼	●		☼				
熊莓提取物				☼		●	
生物類黃酮				☼			
苦瓜			☼				
黑升麻		☼					
藍綠色藻類					☼		
假馬齒莧						☼	
鳳梨酵素	●		☼	●			
棕色海藻					☼		
紫蜂斗菜						☼	
貓爪藤	☼						
貞潔樹果		☼					

	根源	心流	火焰	愛	真相	洞見	精神
膽鹼			☆			●	●
硫酸軟骨素	☆						
肉桂			☆				
輔酶 Q10				☆			●
蟲草	☆		●				
蔓越莓提取物	●	☆					
薑黃素	●		☆				
蒲公英根			☆				
丹參	☆		●				
消化酶			☆				
二十二碳六烯酸（DHA）		☆				●	●
紫錐花	☆				●		
二十碳五烯酸（EPA）		☆				●	●
接骨木	☆				●		
刺五加	☆		●				
胡蘆巴			☆				
魚油	●	☆		●		●	●
五味子	☆		●				
大蒜				☆			

	根源	心流	火焰	愛	真相	洞見	精神
薑			✿				
花旗參			✿				
人參	✿		●				
硫酸鹽葡萄糖胺	✿				●		
雷公根				✿		●	●
葡萄籽提取物				✿		●	
有機麥苗粉				✿			
綠茶提取物			✿			●	
武靴葉			✿				
山楂				✿			
橙皮苷				✿			
神聖羅勒	✿		●				
啤酒花						✿	
七葉樹				✿			
印度乳香	✿						
十字花科蔬菜吲哚類衍生物 DIM				✿			
肌醇		●				✿	●
L- 精胺酸	●			✿			
左旋肉鹼			✿				

	根源	心流	火焰	愛	真相	洞見	精神
檸檬香脂草						✿	
甘草	✿		●		●		
茶胺酸						✿	
葉黃素						✿	
蕃茄紅素	✿			●			
藥蜀葵					✿		
褪黑激素						✿	
甲基硫醯基甲烷（MSM）	✿				●		
乳薊			✿				
西番蓮						✿	
磷脂醯絲胺酸						✿	
植物甾醇	●			✿			
植物油		✿				●	●
益生元	●	✿	●				
益生菌	●	✿			●		
槲皮素				✿			
紅花苜蓿		✿					
紅麴米				✿			
靈芝	✿		●				

	根源	心流	火焰	愛	真相	洞見	精神
白藜蘆醇							✿
紅景天	✿		●				
芸香苷				✿			
鋸棕櫚	✿						
滑榆樹					✿		
大豆異黃酮		✿					
大豆蛋白	●			✿			
聖約翰草						✿	
刺蕁麻					✿		
薑黃	●		✿				
纈草根						✿	
白柳皮	✿						
玉米黃素						✿	

附錄 D
全彩光譜測試計分表

　　每隔一段時間，你可以使用這個表格記錄你的七大健康系統的分數，根據你的全彩光譜測驗結果。請記住，分數大於 15 是屬於不平衡的狀況。

七大健康系統全彩光譜測驗分數表

日期	根源	心流	火焰	愛	真相	洞見	精神

參考資料

以下為每章節中提及的資訊來源：

一般資訊來源

Balch JF and Balch PA. Prescription for Nutritional Healing. New York: Avery Publishing Group, 1990.

Jellin JM, ed. Natural Medicines Comprehensive Database. Available at www.naturaldatabase.com.

U.S. National Library of Medicine and National Institutes of Health, PUBMED. Available at www.ncbi.nlm.nih.gov/pubmed.

Stargrove MB, Treasure J, McKee DL. Herb, Nutrient, and Drug Interac- tions. St. Louis, MO: Elsevier, 2008.

第三章：滋養內在彩虹的飲食

Sebeková K, Somoza V. Dietary advanced glycation endproducts (AGEs) and their health effects- PRO. Mol Nutr Food Res. 2007Sep;51(9):1079-84.

Hogervorst JG, Baars BJ, Schouten LJ, Konings EJ, Goldbohm RA, van den Brandt PA. the carcinogenicity of dietary acrylamide in- take: a comparative discussion of epidemiological and experimental animal research. Crit Rev Toxicol. 2010 Jul;40(6):485-512. doi: 10.3109/10408440903524254.

第四章：營養補充品

Council for Responsible Nutrition. "Dietary Supplements: Safe, Beneficial and Regulated." Available at www.crnusa.org.

第五章：紅色的根源

Reddy P, Edwards LR. Magnesium Supplementation in Vitamin D Deficiency. Am J Ther. 2017 May 3.

Sluijs I, Beulens JW, van der A DL, Spijkerman AM, Grobbee DE, van der Schouw YT. Dietary intake of total, animal, and vegetable protein and risk of type-2diabetes in the European Prospective Investigati- on into Cancer and Nutrition (EPIC)-NL study. Diabetes Care. 2010 Jan;33(1):43-8. doi: 10.2337/dc09-1321. Epub 2009Oct 13.

Sellmeyer DE, Stone KL, Sebastian A, Cummings SR. A high ratio of dietary animal to vegetable protein increases the rate of bone loss and the risk
of fracture in postmenopausal women. Study of Osteoporotic Fractures Research Group. Am J Clin Nutr. 2001Jan;73(1):118-22.

Pedersen AN, Kondrup J, Børsheim E. Health effects of protein intake in he-
althy adults: a systematic literature review. Food Nutr Res. 2013Jul 30;57. doi: 10.3402/fnr. v57i0.21245. Print 2013.

Rebholz CM, Friedman EE, Powers LJ, Arroyave WD, He J, Kelly TN. Dietary protein intake and blood pressure: a meta-analysis of randomized controlled trials. Am J Epidemiol. 2012Oct 1;176Suppl 7:S27-43. doi: 10.1093/aje/kws245.

Jesudason D, Clifton P. the interaction between dietary protein and bone health. J Bone Miner Metab. 2011Jan;29(1):1-14. doi: 10.1007/ s00774-010-0225-9. Epub 2010 Oct 26.

Massey LK. Dietary animal and plant protein and human bone health: a whole foods approach. J Nutr. 2003Mar;133(3):862S-865S.

Scialla JJ, Anderson CA. Dietary acid load: a novel nutritional target in chro-
nic kidney disease? Adv Chronic Kidney Dis. 2013Mar;20(2):141-9. doi: 10.1053/j. ackd.2012.11.001.

Welch AA, Mulligan A, Bingham SA, Khaw KT. Urine pH is an indicator of dietary acid-base load, fruit and vegetables and meat intakes: results from the European Prospective Investigation into Cancer and Nutrition
(EPIC)–Norfolk population study. Br J Nutr. 2008Jun;99(6):1335-43. Epub 2007Nov 28.

Welch AA, Bingham SA, Reeve J, Khaw KT. More acidic dietary acid-base load is associated with reduced calcaneal broadband ultrasound attenua- tion in women but not in men: results from the EPIC—Norfolk cohort study. Am J Clin Nutr. 2007Apr;85(4):1134-41.

Barański M, Srednicka-Tober D, Volakakis N, Seal C, Sanderson R, Stewart GB, Benbrook C, Biavati B, Markellou E, Giotis C, Gromadzka-Ostrow- ska J, Rembiaftkowska E, Skwarfto-Soñta K, Tahvonen R, Janovská D, Niggli U, Nicot P, Leifert C. Higher antioxidant and lower cadmium concentrations and lower incidence of pesticide residues in organically grown crops: a systematic literature review and meta-analyses. Br J Nutr. 2014Sep 14;112(5):794-811. doi: 10.1017/S0007114514001366. Epub 2014Jun 26.

Hussain A, Larsson H, Kuktaite R, Johansson E. Mineral composition of or- ganically grown wheat genotypes: contribution to daily minerals intake. Int J Environ Res Public Health. 2010 Sep;7(9):3442-56. doi: 10.3390/ ijerph7093442. Epub 2010 Sep 6.

Singh AK, Sharma N, Ghosh M, Park YH, Jeong DK. Emerging Importance of Dietary Phytochemicals in Fight against Cancer: Role in Targeting Cancer Stem Cells. Crit Rev Food Sci Nutr. 2016Feb 6:0. [Epub ahead of print]

Giovannucci E. A review of epidemiologic studies of tomatoes, lycopene, and prostate cancer. Exp Biol Med. (Maywood). 2002Nov;227(10):852-9.

Sesso HD, Liu S, Gaziano JM, Buring JE. Dietary lycopene, tomato-based food products and cardiovascular disease in women. J Nutr. 2003Jul;133(7):2336-41.

Feskanich D, Singh V, Willett WC, et al. Vitamin A intake and hip fractures among postmenopausal women. JAMA. 2002;287:47-54.

Melhus H, Michaelsson K, Kindmark A, et al. Excessive dietary intake of vitamin A is associated with reduced bone mineral density and increased risk for hip fracture. Ann Intern Med. 1998;129:770-8.

Food and Nutrition Board, Institute of Medicine. Dietary Reference Intakes for Vitamin A, Vitamin K, Arsenic, Boron, Chromium, Copper, Iodine, Iron, Manganese, Molybdenum, Nickel, Silicon, Vanadium, and Zinc. Washington, DC: National Academy Press, 2002. Available at www.nap.edu.

———. Dietary Reference Intakes for thiamin, Riboflavin, Niacin, Vitamin B6, Folate, Vitamin B12, Pantoftenic Acid, Biotin, and Choline (2000). Washington, DC: National Academy Press, 2000. Available at http:// books.nap.edu.

Douglas RM, Chalker EB, Treacy B. Vitamin C for preventing and treating the common cold. Cochrane Database Syst Rev. 2000;2:CD000980.

Hemila H. Vitamin C and common cold incidence: a review of studies with subjects under heavy physical stress. Int J Sports Med. 1996;17:379-83.

Food and Nutrition Board, Institute of Medicine. Dietary Reference Intakes for Vitamin C, Vitamin E, Selenium, and Carotenoids. Washington, DC: National Academy Press, 2000. Available at www.nap.edu.

Bischoff-Ferrari HA, Willett WC, Wong JB, et al. Fracture prevention with vitamin D supplementation: a meta-analysis of randomized controlled trials. JAMA. 2005;293:2257-64.

Dawson-Hughes B, Heaney RP, Holick MF, et al. Estimates of optimal vitamin D status. Osteoporos Int. 2005;16:713-6.

Food and Nutrition Board, Institute of Medicine. Dietary Reference Intakes for Calcium, Phosphorus, Magnesium, Vitamin D, and Fluoride. Washington, DC: National Academy Press, 1999. Available at http://books.nap.edu.

———. Dietary Reference Intakes for Vitamin A, Vitamin K, Arsenic, Boron, Chromium, Copper, Iodine, Iron, Manganese, Molybdenum, Nickel, Silicon, Vanadium, and Zinc. Washington, DC: National Acade- my Press, 2002. Available at www.nap.edu.

Kelly GS. Nutritional and botanical interventions to assist with the adaptation to stress. Altern Med Rev. 1999Aug;4(4):249-65.

Kimmatkar N, thawani V, Hingorani L, et al. Efficacy and tolerability of Boswellia serrata extract in treatment of osteoarthritis of knee-a randomized double blind placebo controlled trial. Phytomedicine. 2003;10:3-7.

Sander O, Herborn G, Rau R. [Is H15(resin extract of Boswellia serrata, "incense") a useful supplement to established drug therapy of chronic polyarthritis? Results of a double-blind pilot study]. [Article in German]. Z Rheumatol. 1998;57:11-6.

Mikhaeil BR, Maatoog GT, Badria FA, Amer MM. Chemistry and immunomodulatory activity of frankincense oil. Z Naturforsch C. 2003;58:230-8.

Sengupta K, Alluri KV, Satish AR, et al. A double blind, randomized, placebo controlled study of the efficacy and safety of 5-Loxin for treat- ment of osteoarthritis of the knee. Arthritis Res Ther. 2008;10(4):R85. Epub 2008Jul 30.

Piscoya J, Rodriguez Z, Bustamante SA, et al. Efficacy and safety of freeze- dried cat's claw in osteoarthritis of the knee: mechanisms of action of the species Uncaria guianensis. Inflamm Res. 2001;50:442-448.

Chrubasik S, Eisenberg E, Balan E, et al. Treatment of low back pain exacer- bations with willow bark extract: a randomized double-blind study. Am J Med. 2000;109:9-14.

Braham R, Dawson B, Goodman C. the effect of glucosamine supple- mentation on people experiencing regular knee pain. Br J Sports Med. 2003;37:45-9.

Houpt JB, McMillan R, Wein C, et al. Effect of glucosamine hydrochlo- ride in the treatment of pain of osteoarthritis of the knee. J Rheumatol. 1999;26:2423-30.

Wu D, Huang Y, Gu Y, Fan W. Efficacies of different preparations of glucosamine for the treatment of osteoarthritis: a meta-analysis of randomised,double-blind, placebo-controlled trials. Int J Clin Pract. 2013;67(6):585-94.

Clegg DO, Reda DJ, Harris CL, et al. Glucosamine, chondroitin sulfate, and the two in combination for painful knee osteoarthritis. N Engl J Med. 2006;354:795-808.

Uebelhart D, thonar EJ, Delmas PD, et al. Effects of oral chondroitin sul- fate on the progression of knee osteoarthritis: a pilot study. Osteoarthritis Cartilage. 1998;6:39-46.

Bourgeois P, Chales G, Dehais J, et al. Efficacy and tolerability of chon- droitin sulfate 1200 mg/day vs chondroitin sulfate 3x 400 mg/day vs placebo. Osteoarthritis Cartilage. 1998;6:25-30.

Mazieres B, Combe B, Phan Van A, et al. Chondroitin sulfate in osteoarthritis of the knee: a prospective, double blind, placebo controlled multi- center clinical study. J Rheumatol. 2001;28:173-81.

Usha PR, Naidu MUR. Randomised, double-blind, parallel, placebo-controlled study of oral glucosamine, methylsulfonylmethane and their combinations. Clin Drug Invest. 2004;24:353-63.

Kim LS, Axelrod LJ, Howard P, et al. Efficacy of methylsulfonylmethane(MSM) in osteoarthritis pain of the knee: a pilot clinical trial. Osteoar- thritis Cartilage. 2006;14:286-94.

Barrager E, Veltmann JR Jr, Schauss AG, et al. A multicentered, open-label trial on the safety and efficacy of methylsulfonylmethane in the treatment of seasonal allergic rhinitis. J Altern Complement Med. 2002;8:167-73.

Caceres DD, Hancke JL, Burgos RA, et al. Prevention of common colds with Andrographis Paniculata dried extract: a pilot, double-blind trial. Phytomedicine. 1997;4:101-4.

Melchoir J, Spasov AA, Ostrovskij OV, et al. Double-blind, placebo-con- trolled pilot and phase III study of activity of standardized Andrographis paniculata Herba Nees extract fixed combination (Kan Jang) in the treat- ment of uncomplicated upper-respiratory tract infection. Phytomedicine. 2000;7:341-50.

Upton R, ed. Astragalus Root: Analytical, quality control, and therapeutic monograph. Santa Cruz, CA: American Herbal Pharmacopoeia. 1999:1-25.

Zakay-Rones Z, thom E, Wollan T, et al. Randomized study of the efficacy and safety of oral elderberry extract in the treatment of influenza A and B virus infections. J Int Med Res. 2004;32:132-40.

Mohanty NK, Saxena S, Singh UP, et al. Lycopene as a chemopreventive agent in the treatment of high-grade prostate intraepithelial neoplasia. Urol Oncol. 2005;23:383-5.

Kucuk O, Sarkar FH, Sakr W, et al. Phase II randomized clinical trial of ly- copene supplementation before radical prostatectomy. Cancer Epidemiol Biomarkers Prev. 2001;10:861-8.

Giovannucci E, Rimm EB, Liu Y, et al. A prospective study of tomato products, lycopene, and prostate cancer risk. J Natl Cancer Inst. 2002;94:391-8.

Forbes K, Gillette K, Sehgal I. Lycopene increases urokinase receptor and fails to inhibit growth or connexin expression in a metastatically passaged prostate cancer cell line: a brief communication. Exp Biol Med. (May- wood) 2003;228:967-71.

Berges RR, Windeler J, Trampisch HJ, et al. Randomised, placebo-con- trolled, double-blind clinical trial of beta-sitosterol in patients with benign prostatic hyperplasia. Beta-sitosterol Study Group. Lancet. 1995;345:1529-32.

Klippel KF, Hiltl DM, Schipp B. A multicentric, placebo-controlled, dou- ble-blind clinical trial of beta-sitosterol (phytosterol) for the treatment of benign prostatic hyperplasia. Br J Urol. 1997;80:427-32.

Wilt TJ, Ishani A, Stark G, et al. Saw palmetto extracts for treatment of benign prostatic hyperplasia: a systematic review. JAMA. 1998;280:1604-9.

Duffield-Lillico AJ, Dalkin BL, Reid ME, et al. Nutritional Prevention of Cancer Study Group. Selenium supplementation, baseline plasma sele- nium status and incidence of prostate cancer: an analysis of the complete treatment period of the Nutritional Prevention of Cancer Trial. BJU Int. 2003 May;91(7):608-12.

第六章：橙色的心流

Cummings DE, Overduin J. Gastrointestinal regulation of food intake. J Clin Invest. 2007Jan;117(1):13-23.

Avau B, Depoortere I. the bitter truth about bitter taste receptors: be- yond sensing bitter in the oral cavity. Acta Physiol. (Oxf). 2016Apr;216(4):407-20. doi: 10.1111/apha.12621. Epub 2015Nov 16.

Kiecolt-Glaser JK, Jaremka L, Andridge R, Peng J, Habash D, Fagundes CP, Glaser R, Malarkey WB, Belury MA. Marital discord, past depres- sion, and metabolic responses to high-fat meals: Interpersonal pathways to obesity. Psychoneuroendocrinology. 2015Feb;52:239-50. doi: 10.1016/j.psyneuen.2014.11.018. Epub 2014Dec 3.

Wang J, Ferruzzi MG, Ho L, Blount J, Janle EM, Gong B, Pan Y, Gowda GA, Rathery D, Arrieta-Cruz I, Sharma V, Cooper B, Lobo J, Simon JE, Zhang C, Cheng A, Qian X, Ono K, Teplow DB, Pavlides C, Dixon RA, Pasinetti GM. Brain-targeted proanthocyanidin metabolites for Alzhei- mer's disease treatment. J Neurosci. 2012Apr 11;32(15):5144-50. doi: 10.1523/JNEUROSCI.6437-11.2012.

Pasinetti GM, Wang J, Ho L, Zhao W, Dubner L. Roles of resveratrol and other grape-derived polyphenols in Alzheimer's disease prevention and treatment. Biochim Biophys Acta. 2015Jun;1852(6):1202-8. doi: 10.1016/j.bbadis.2014.10.006. Epub 2014Oct 12.

Gendall KA, Joyce PR, Abbott RM. the effects of meal composition on subsequent craving and binge eating. Addict Behav. 1999May- Jun;24(3):305-15.

Kokrashvili Z, Yee KK, Ilegems E, Iwatsuki K, Li Y, Mosinger B, Margolskee RF. Endocrine taste cells. Br J Nutr. 2014Jun;111Suppl 1:S23-9. doi: 10.1017/S0007114513002262. Epub 2014Jan 2.

Lowcock EC, Cotterchio M, Boucher BA. Consumption of flaxseed, a rich source of lignans, is associated with reduced breast cancer risk. Cancer Causes Control. 2013Apr;24(4):813-6. doi: 10.1007/s10552-013-0155-7. Epub 2013Jan 25.

Ginter E, Simko V. Polyunsaturated fatty acids n-3: new data on heart disease, cancer, immune resistance and mental depression. Bratisl Lek Listy. 2010;111(12):680-5.

Calder PC, Yaqoob P. Omega-3polyunsaturated fatty acids and human health outcomes. Biofactors. 2009May-Jun;35(3):266-72. doi: 10.1002/biof.42.

Kris-Etherton PM, Harris WS, Appel LJ; AHA Nutrition Committee, American Heart Association. Omega-3fatty acids and cardiovascular disease: new recommendations from the American Heart Association. Arterioscler Thromb Vasc Biol. 2003Feb 1;23(2):151-2.

Khalesi S, Irwin C, Schubert M. Flaxseed consumption may reduce blood pressure: a systematic review and meta-analysis of controlled trials. J Nutr. 2015Apr;145(4):758-65. doi: 10.3945/jn.114.205302. Epub 2015Mar 4.

Prasad K. Flaxseed and cardiovascular health. J Cardiovasc Pharmacol. 2009Nov;54(5):369-77. doi: 10.1097/FJC.0b013e3181af04e5.

Pullman-Mooar S, Laposata M, Lem D. Alteration of the cellular fatty acid profile and the production of eicosanoids in human monocytes by gam- ma-linolenic acid. Arthritis Rheum. 1990;33:1526-33.

Leventhal LJ, Boyce EG, Zurier RB. Treatment of rheumatoid arthritis with gammalinolenic acid. Ann Intern Med. 1993;119:867-73.

Belch J, Hill A. Evening primrose oil and borage oil in rheumatologic condi- tions. Am J Clin Nutr. 2000;71:352S-6S.

De Souza MC, Walker AF, Robinson PA, et al. A synergistic effect of a daily supplement for 1month of 200 mg magnesium plus 50 mg vitamin B6for the relief of anxiety-related premenstrual symptoms: a randomized, double-blind, crossover study. J Women's Health Gend Based Med. 2000;9:131-9.

Sharma P, Kulshreshtha S, Singh GM, et al. Role of bromocriptine and pyri- doxine in premenstrual tension syndrome. Indian J Physiol Pharmacol. 2007Oct-Dec;51(4):368-74.

Brush MG, Bennett T, Hansen K. Pyridoxine in the treatment of premen- strual syndrome: a retrospective survey in 630 patients. Br J Clin Pract. 1988Nov;42(11):448-52.

Food and Nutrition Board, Institute of Medicine. Dietary Reference Intakes for Vitamin C, Vitamin E, Selenium, and Carotenoids. Washington, DC: National Academy Press, 2000. Available at www.nap.edu.

Ward MW, Holimon TD. Calcium treatment for premenstrual syndrome. Ann Pharmacother. 1999Dec;33(12):1356-8.

Bertone-Johnson ER, Hankinson SE, Bendich A, et al. Calcium and vitamin D intake and risk of incident premenstrual syndrome. Arch Intern Med. 2005Jun 13;165(11):1246-52.

Saeedian Kia A, Amani R, Cheraghian B. the Association between the Risk of Premenstrual Syndrome and Vitamin D, Calcium, and Magnesium Status among University Students: A Case Control Study. Health Pro- mot Perspect. 2015Oct 25;5(3):225-30. doi: 10.15171/hpp.2015.027. eCollection 2015.

Thys-Jacobs S, Ceccarelli S, Bierman A, et al. Calcium supplementation in premenstrual syndrome: a randomized crossover trial. J Gen Intern Med. 1989 May-Jun;4(3):183-9.

Facchinetti F, Borella P, Sances G, et al. Oral magnesium successfully relieves premenstrual mood changes. Obstet Gynecol. 1991;78:177-81.

Walker AF, De Souza MC, Vickers MF, et al. Magnesium supplementation alleviates premenstrual symptoms of fluid retention. J Women's Health. 1998;7:1157-65.

Quaranta S, Buscaglia MA, Meroni MG, et al. Pilot study of the efficacy and safety of a modified-release magnesium 250 mg tablet (Sincro- mag) for the treatment of premenstrual syndrome. Clin Drug Investig. 2007;27(1):51-8.

Reid ME, Duffield-Lillico AJ, Slate E, et al. the nutritional prevention of cancer: 400 mcg per day selenium treatment. Nutr Cancer. 2008Mar- Apr;60(2):155-63.

Hess MJ, Hess PE, Sullivan MR, et al. Evaluation of cranberry tablets for the prevention of urinary tract infections in spinal cord injured patients with neurogenic bladder. Spinal Cord. 2008Sep;46(9):622-6. Epub 2008Apr 8.

Shams T, Setia MS, Hemmings R, et al. Efficacy of black cohosh-containing preparations on menopausal symptoms: a meta-analysis. Altern Ther Health Med. 2010;16:36-44.

Minich DM, Bland JS. A review of the clinical efficacy and safety of crucifer- ous vegetable phytochemicals. Nutr Rev. 2007Jun;65(6Pt 1):259-67.

Bell MC, Crowley-Nowick P, Bradlow HL, et al. Placebo-controlled tri- al of indole-3-carbinol in the treatment of CIN. Gynecol Oncol. 2000;78:123-9.

van de Weijer P, Barentsen R. Isoflavones from red clover (Promensil) signifi- cantly reduce menopausal hot flush symptoms compared with placebo. Maturitas. 2002;42:187-93.

Nelsen J, Barrette E, Tsouronix C, et al. Red clover (Trifolium pratense) monograph: A clinical decision support tool. J Herb Pharmacother. 2002;2:49-72.

Kim HJ, Kim HY, Lee SY, Seo JH, Lee E, Hong SJ. Clinical efficacy and mechanism of probiotics in allergic diseases. Korean J Pediatr. 2013Sep;56(9):369-76. doi: 10.3345/kjp.2013.56.9.369. Epub 2013Sep 30.

Ozdemir O. Various effects of different probiotic strains in allergic disorders: an update from laboratory and clinical data. Clin Exp Immunol. 2010 Jun;160(3):295-304. doi: 10.1111/j.1365-2249.2010.04109.x. Epub 2010 Mar 16.

Lomax AR, Calder PC. Probiotics, immune function, infection and inflam- mation: a review of the evidence from studies conducted in humans. Curr Pharm Des. 2009;15(13):1428-518.

Florowska A, Krygier K, Florowski T, Dftużewska E. Prebiotics as functional food ingredients preventing diet-related diseases. Food Funct. 2016Mar 10. [Epub ahead of print]

Sabater-Molina M, Larqué E, Torrella F, Zamora S. Dietary fructooligo- saccharides and potential benefits on health. J Physiol Biochem. 2009Sep;65(3):315-28.

Chew BP, Wong MW, Park JS, et al. Dietary beta-carotene and astaxanthin but not canthaxanthin stimulate splenocyte function in mice. Anticancer Res. 1999;19;5223-8.

Omenn GS, Goodman GE, thornquist MD, Balmes J, Cullen MR, Glass A, Keogh JP, Meyskens FL Jr, Valanis B, Williams JH Jr, Barnhart S, Cher- niack MG, Brodkin CA, Hammar S. Risk factors for lung cancer and for intervention effects in CARET, the Beta-Carotene and Retinol Efficacy Trial. J Natl Cancer Inst. 1996Nov 6;88(21):1550-9.

Goralczyk R. Beta-carotene and lung cancer in smokers: review of hypothe- ses and status of research. Nutr Cancer. 2009;61(6):767-74.

第七章：黃色的火焰

Ludwig DS. the glycemic index: physiological mechanisms relating to obesity, diabetes, and cardiovascular disease. JAMA. 2002May 8;287(18):2414-23.

Livesey G, Taylor R, Hulshof T, Howlett J. Glycemic response and health- a systematic review and meta-analysis: relations between dietary glycemic properties and health outcomes. Am J Clin Nutr. 2008Jan;87(1): 258S-268S.

Ford H, Frost G. Glycaemic index, appetite and body weight. Proc Nutr Soc. 2010 May;69(2):199-203. doi: 10.1017/S0029665110000091.

Food and Nutrition Board, Institute of Medicine. Dietary Reference Intakes for thiamin, Riboflavin, Niacin, Vitamin B6, Folate, Vitamin B12, Pan- toftenic Acid, Biotin, and Choline (2000). Washington, DC: National Academy Press, 2000. Available at: http://books.nap.edu.

Althius MD, Jordon NE, Ludington EA, et al. Glucose and insulin responses to dietary chromium supplements: a meta-analysis. Am J Clin Nutr. 2002;76:148-55.

Anton SD, Morrison CD, Cefalu WT, et al. Effects of chromium picolinate on food intake and satiety. Diabetes Technol Ther. 2008Oct;10(5): 405-12.

Konrad T, Vicini P, Kusterer K, et al. Alpha-lipoic acid treatment decreases serum lactate and pyruvate concentrations and improves glucose effec- tiveness in lean and obese patients with Type-2diabetes. Diabetes Care. 1999;22:280-7.

Kamenova P. Improvement of insulin sensitivity in patients with type-2diabetes mellitus after oral administration of alpha-lipoic acid. Hormones (Athens). 2006Oct-Dec;5(4):251-8.

Jacob S, Ruus P, Hermann R, et al. Oral administration of RAC-alpha-li- poic acid modulates insulin sensitivity in patients with type-2diabetes mellitus: a placebo-controlled pilot trial. Free Radic Biol Med. 1999Aug;27(3-4):309-14.

Khan A, Safdar M, Ali Khan M, et al. Cinnamon improves glucose and lipids of people with type-2diabetes. Diabetes Care. 2003;26:3215-8.

Momordica charantia (bitter melon). Monograph. Altern Med Rev. 2007 Dec;12(4):360-3.

Madar Z, Abel R, Samish S, et al. Glucose-lowering effect of fenugreek in non-insulin dependent diabetics. Eur J Clin Nutr. 1988;42:51-4.

Gupta A, Gupta R, Lal B. Effect of Trigonella foenum-graecum (fenugreek) seeds on glycaemic control and insulin resistance in type-2diabetes mellitus: a double blind placebo controlled study. J Assoc Physicians India. 2001;49:1057-61.

Shanmugasundaram ER, Rajeswari G, Baskaran K, et al. Use of Gymnema sylvestre leaf extract in the control of blood glucose in insulin-dependent diabetes mellitus. J Ethnopharmacol. 1990;30:281-94.

Baskaran K, Kizar-Ahamath B, Shanmugasundaram MR, et al. Antidiabetic effect of leaf extract from Gymnema sylvestre in non-insulin-dependent diabetes mellitus patients. J Ethnopharmacol. 1990;30:295-300.

Vuksan V, Sievenpiper JL, Koo VY, et al. American ginseng (Panax quinquefolius L) reduces postprandial glycemia in nondiabetic subjects and sub- jects with type-2diabetes mellitus. Arch Intern Med. 2000;160:1009-13.

Fischer-Rasmussen W, Kjaer SK, Dahl C, et al. Ginger treatment of hyperemesis gravidarum. Eur J Obstet Gynecol Reprod Biol. 1991;38:19-24.

Pongrojpaw D, Somprasit C, Chanthasenanont A. A randomized comparison of ginger and dimenhydrinate in the treatment of nausea and vomit- ing in pregnancy. J Med Assoc Thai. 2007;90:1703-9.

Wu KL, Rayner CK, Chuah SK, et al. Effects of ginger on gastric emptying and motility in healthy humans. Eur J Gastroenterol Hepatol. 2008May;20(5):436-40.

Gonlachanvit S, Chen YH, Hasler WL, et al. Ginger reduces hyperglyce- mia-evoked gastric dysrhythmias in healthy humans: possible role of en- dogenous prostaglandins. J Pharmacol Exp Ther. 2003Dec;307(3):1098-103. Epub 2003Oct 8.

Prucksunand C, Indrasukhsri B, Leethochawalit M, et al. Phase II clinical trial on effect of the long turmeric (Curcuma longa Linn) on heal- ing of peptic ulcer. Southeast Asian J Trop Med Public Health. 2001Mar;32(1):208-15.

thamlikitkul V, Bunyapraphatsara N, Dechatiwongse T, et al. Randomized double blind study of Curcuma domestica Val. for dyspepsia. J Med Assoc Thai. 1989;72:613-20.

Yates AA, Schlicker SA, Suitor CW. Dietary reference intakes: the new basis for recommendations for calcium and related nutrients, B vitamins, and choline. J Am Diet Assoc. 1998;98:699-706.

Ferenci P, Dragosics B, Dittrich H, et al. Randomized controlled trial of silymarin treatment in patients with cirrhosis of the liver. J Hepatol. 1989;9:105-13.

Buzzelli G, Moscarella S, Giusti A, et al. A pilot study on the liver protec- tive effect of silybin-phosphatidylcholine complex (IdB1016) in chronic active hepatitis. Int J Clin Pharmacol Ther Toxicol. 1993;31:456-60.

Malaguarnera M, Cammalleri L, Gargante MP, et al. L-Carnitine treatment reduces severity of physical and mental fatigue and increases cognitive functions in centenarians: a randomized and controlled clinical trial. Am J Clin Nutr. 2007;86:1738-44.

Dulloo AG, Duret C, Rohrer D, et al. Efficacy of a green tea extract rich in catechin polyphenols and caffeine in increasing 24-h energy expenditure and fat oxidation in humans. Am J Clin Nutr. 1999;70:1040-5.

Zheng G, Sayama K, Okubo T, et al. Anti-obesity effects of three major components of green tea, catechins, caffeine and theanine, in mice. In Vivo. 2004;18:55-62.

Venables MC, Hulston CJ, Cox HR, et al. Green tea extract ingestion, fat oxidation, and glucose tolerance in healthy humans. Am J Clin Nutr. 2008Mar;87(3):778-84.

Boschmann M, thielecke F. the effects of epigallocatechin-3-gallate on ther- mogenesis and fat oxidation in obese men: a pilot study. J Am Coll Nutr. 2007Aug;26(4):389S-395S.

第八章：綠色的愛

McCraty, Rollin. The Energetic Heart: Bioelectromagnetic Interactions Within and Between People. Institute of HeartMath, 2003.

McCraty R, Shaffer F. Heart Rate Variability: New Perspectives on Physio- logical Mechanisms, Assessment of Self-regulatory Capacity, and Health risk. Glob Adv Health Med. 2015Jan;4(1):46-61. doi: 10.7453/gah- mj.2014.073.

Shaffer F, McCraty R, Zerr CL.A healthy heart is not a metronome: an integrative review of the heart's anatomy and heart rate variability. Front Psychol. 2014Sep 30;5:1040. doi: 10.3389/ fpsyg.2014.01040. eCollec- tion 2014.

Dossey, Larry. Compassion. Explore 2007; 3(1):1-5.

Percival J, Donovan J, Kessler D, Turner K. "She believed in me." What patients with depression value in their relationship with practitioners. A secondary analysis of multiple qualitative data sets. Health Expect. 2016Feb 18. doi: 10.1111/hex.12436. [Epub ahead of print]

Longmore M. Compassion as powerful as medicine. Nurs N Z. 2015Oct;21(9):43.

Christakis NA, Fowler JH. the spread of obesity in a large social network over 32years. N Engl J Med. 2007;357(4):370-9.

Jarman M, Ogden J, Inskip H, Lawrence W, Baird J, Cooper C, Robinson S, Barker M. How do mothers manage their preschool children's eating habits and does this change as children grow older? A longitudinal anal- ysis. Appetite. 2015Dec;95:466-74. doi: 10.1016/ j.appet.2015.08.008. Epub 2015Aug 10.

Amianto F, Ercole R, Marzola E, Abbate Daga G, Fassino S. Parents' person- ality clusters and eating disordered daughters' personality and psychopa- thology. Psychiatry Res. 2015Nov 30;230(1):19-27. doi: 10.1016/j. psychres.2015.07.048. Epub 2015Aug 6.

Lewis S, Katsikitis M, Mulgrew K. Like mother, like daughter? An ex- amination of the emotive responses to food. J Health Psychol. 2015Jun;20(6):828-38. doi: 10.1177/1359105315573442.

Gerrard, Don. One Bowl: A Guide to Eating for Body and Spirit. Da Capo Press, 2001.

Walsh MC, Brennan L, Pujos-Guillot E, Sébédio JL, Scalbert A, Fa- gan A, Higgins DG, Gibney MJ. Influence of acute phytochemical intake on human urinary metabolomic profiles. Am J Clin Nutr. 2007;86(6):1687-93.

Lin KH, Hsu CY, Huang YP, Lai JY, Hsieh WB, Huang MY, Yang CM, Chao PY. Chlorophyll-related compounds inhibit cell adhesion and in- flammation in human aortic cells. J Med Food. 2013Oct;16(10):886-98. doi: 10.1089/jmf.2012.2558. Epub 2013Sep 25.

Yin LM, Jiang HF, Wang X, Qian XD, Gao RL, Lin XJ, Chen XH, Wang LC. Effects of sodium copper chlorophyllin on mesenchymal stem cell function in aplastic anemia mice. Chin J Integr Med. 2013 May;19(5):360-6. doi: 10.1007/s11655-012-1210-z. Epub 2012Sep 21.

Hsu CY, Yang CM, Chen CM, Chao PY, Hu SP. Effects of chlorophyll-re- lated compounds on hydrogen peroxide induced DNA damage within human lymphocytes. J Agric Food Chem. 2005Apr 6;53(7):2746-50.

Hambrecht R, Hilbrich L, Erbs S, et al. Correction of endothelial dysfunc- tion in chronic heart failure: additional effects of exercise training and oral L-arginine supplementation. J Am Coll Cardiol. 2000;35:706-13.

Rector TS, Bank AJ, Mullen KA, et al. Randomized, double-blind, place- bo-controlled study of supplemental oral L-arginine in patients with heart failure. Circulation. 1996;93:2135-41.

Anderson JW, Johnstone BM, Cook-Newell ME. Meta-analysis of the effects of soy protein intake on serum lipids. N Engl J Med. 1995;333:276-82.

Rebholz CM, Reynolds K, Wofford MR, Chen J, Kelly TN, Mei H, Whel- ton PK, He J. Effect of soybean protein on novel cardiovascular dis- ease risk factors: a randomized controlled trial. Eur J Clin Nutr. 2013Jan;67(1):58-63. doi: 10.1038/ejcn.2012.186. Epub 2012Nov 28.

Bakhtiary A, Yassin Z, Hanachi P, Rahmat A, Ahmad Z, Jalali F. Ef- fects of soy on metabolic biomarkers of cardiovascular disease in elderly women with metabolic syndrome. Arch Iran Med. 2012Aug;15(8):462-8. doi: 012158/AIM.004.

Nechuta SJ, Caan BJ, Chen WY, Lu W, Chen Z, Kwan ML, Flatt SW, Zheng Y, Zheng W, Pierce JP, Shu XO. Soy food intake after diagno- sis of breast cancer and survival: an in-depth analysis of combined evidence from cohort studies of US and Chinese women. Am J Clin Nutr. 2012Jul;96(1):123-32. doi: 10.3945/ajcn.112.035972. Epub 2012May 30.

Fritz H, Seely D, Flower G, Skidmore B, Fernandes R, Vadeboncoeur S, Kennedy D, Cooley K, Wong R, Sagar S, Sabri E, Fergusson D. Soy, red clover, and isoflavones and breast cancer: a systematic review. PLoS One. 2013Nov 28;8(11):e81968. doi: 10.1371/journal. pone.0081968. eCollection 2013.

Thomas AJ, Ismail R, Taylor-Swanson L, Cray L, Schnall JG, Mitchell ES, Woods NF. Effects of isoflavones and amino acid therapies for hot flashes and co-occurring symptoms during the menopausal transition and early postmenopause: a systematic review. Maturitas. 2014Aug;78(4):263-76. doi: 10.1016/j.maturitas.2014.05.007. Epub 2014May 28.

Wei P, Liu M, Chen Y, Chen DC. Systematic review of soy isoflavone supplements on osteoporosis in women. Asian Pac J Trop Med. 2012Mar;5(3):243-8. doi: 10.1016/S1995-7645(12)60033-9.

van der Griend R, Biesma DH, Haas FJLM, et al. The effect of different treatment regimens in reducing fasting and postmethionine-load ho- mocysteine concentrations. J Int Med. 2000;248:223-9.

van der Griend R, Haas FJ, Biesma DH, et al. Combination of low-dose folic acid and pyridoxine for treatment of hyperhomocysteinaemia in patients with premature arterial disease and their relatives. Afteroscle- rosis. 1999;143:177-83.

Cheung AM, Tile L, Lee Y, et al. Vitamin K supplementation in post- menopausal women with osteopenia (ECKO trial): a randomized controlled trial. PLoS Med. 2008Oct 14;5(10):e196.

Olson RE. Osteoporosis and vitamin K intake. Am J Clin Nutr. 2000;71:1031-2.

Patrick L. Iodine: deficiency and therapeutic considerations. Altern Med Rev. 2008Jun;13(2):116-27.

Ghent WR, Eskin BA, Low DA, et al. Iodine replacement in fibrocystic disease of the breast. Can J Surg. 1993;36:453-60.

Sanjuliani AF, de Abreu Fagundes VG, Francischetti EA. Effects of magnesium on blood pressure and intracellular ion levels of Brazilian hypertensive patients. Int J Cardiol. 1996;56:177-83.

Widman L, Wester PO, Stegmayr BK, et al. The dose-dependent re- duction in blood pressure through administration of magnesium. A double blind placebo controlled cross-over study. Am J Hypertens. 1993;6:41-5.

Jee SH, Miller ER III, Guallar E, et al. the effect of magnesium supplemen- tation on blood pressure: a meta-analysis of randomized clinical trials. Am J Hypertens. 2002;15:691-6.

Guerrero-Romero F, Rodríguez-Morán M. the effect of lowering blood pressure by magnesium supplementation in diabetic hypertensive adults with low serum magnesium levels: a randomized, double-blind, place- bo-controlled clinical trial. J Hum Hypertens. 2008Nov 20. [Epub ahead of print]

Food and Drug Administration. FDA Talk Paper: FDA Authorizes New Coronary Heart Disease Health Claim for Plant Sterol and Plant Stanol Esters. September 5, 2000. Accessed 11/21/08at www.fda.gov.

Heber D, Yip I, Ashley JM, et al. Cholesterol-lowering effects of a proprietary Chinese red-yeast-rice dietary supplement. Am J Clin Nutr. 1999;69:231-6.

Huang CF, Li TC, Lin CC, et al. Efficacy of Monascus purpureus Went rice on lowering lipid ratios in hypercholesterolemic patients. Eur J Cardio- vasc Prev Rehabil. 2007Jun;14(3):438-40.

Anonymous. Quercetin. Alt Med Rev 1998;3:140-3.

Edwards RL, Lyon T, Litwin SE, et al. Quercetin reduces blood pressure in hypertensive subjects. J Nutr. 2007 Nov;137(11):2405-11.

Belcaro G, Cesarone MR, Ledda A, et al. 5-Year control and treatment of edema and increased capillary filtration in venous hypertension and diabetic microangiopathy using O-(beta-hydroxyethyl)-rutosides: a pro- spective comparative clinical registry. Angiology. 2008Feb-Mar;59Suppl 1:14S-20S.

Ried K, Frank OR, Stocks NP, et al. Effect of garlic on blood pressure: A systematic review and meta-analysis. BMC Cardiovasc Disord. 2008;8:13.

Koscielny J, Klüssendorf D, Latza R, et al. the antiafterosclerotic effect of Allium sativum. Afterosclerosis. 1999;144:237-49.

De Sanctis MT, Belcaro G, Incandela L, et al. Treatment of edema and increased capillary filtration in venous hypertension with total triterpenic fraction of Centella asiatica: a clinical, prospective, placebo-controlled, randomized, dose-ranging trial. Angiology. 2001;52Suppl 2:S55-9

Suter A, Bommer S, Rechner J. Treatment of patients with venous insufficiency with fresh plant horse chestnut seed extract: a review of 5clinical studies. Adv Ther. 2006Jan-Feb;23(1):179-90.

Tauchert M. Efficacy and safety of crataegus extract WS 1442in comparison with placebo in patients with chronic stable New York Heart Association class-III heart failure. Am Heart J. 2002;143:910-5.

Holubarsch CJ, Colucci WS, Meinertz T, et al. the efficacy and safety of Crataegus extract WS(R) 1442in patients with heart failure: the SPICE trial. Eur J Heart Fail. 2008Nov 17. [Epub ahead of print]

Sesso HD, Buring JE, Norkus EP, et al. Plasma lycopene, other carotenoids, and retinol and the risk of cardiovascular disease in women. Am J Clin Nutr. 2004Jan;79(1):47-53.

Sesso HD, Liu S, Gaziano JM, et al. Dietary lycopene, tomato-based food products and cardiovascular disease in women. J Nutr. 2003;133:2336-41.

Neuman I, Nahum H, Ben-Amotz A. Reduction of exercise-induced asthma oxidative stress by lycopene, a natural antioxidant. Allergy. 2000;55:1184-9.

第九章：湛藍色的真相

Blondin SA, Anzman-Frasca S, Djang HC, Economos CD. Breakfast consumption and adiposity among children and adolescents: an updat-ed review of the literature. Pediatr Obes. 2016Feb 4. doi: 10.1111/ ijpo.12082. [Epub ahead of print]

Hoch SJ, Bradlow EL, Wansink B. the variety of assortment. Marketing Science. 1999; 18(4): 527-46.

Kahn BE, Wansink B. the influence of assortment structure on perceived variety and consumption quantities. Journal of Consumer Research. 2004; 30(4):519-33.

Patrick L. Iodine: deficiency and therapeutic considerations. Altern Med Rev. 2008Jun;13(2):116-27.

Mazokopakis EE, Papadakis JA, Papadomanolaki MG, et al. Effects of 12months treatment with L-selenomethionine on serum anti-TPO Levels in Patients with Hashimoto's thyroiditis. Thyroid. 2007Jul;17(7):609-12.

Allergic sinusitis. MedlinePlus Medical Encyclopedia. Accessed 11/21/08at www.nlm.nih.gov.

Thornhill SM, Kelly AM. Natural treatment of perennial allergic rhinitis. Altern Med Rev. 2000 Oct;5(5):448-54.

Mao TK, Van de Water J, Gershwin ME. Effects of a Spirulina-based dietary supplement on cytokine production from allergic rhinitis pa- tients. J Med Food. 2005;8:27-30.

Mittman P. Randomized, double-blind study of freeze-dried Urtica dioica in the treatment of allergic rhinitis. Planta Med. 1990;56:44-7.

Thie NM, Prasad NG, Major PW. Evaluation of glucosamine sulfate compared to ibuprofen for the treatment of temporomandibular joint osteoarthritis: a randomized double blind controlled 3-month clinical trial. J Rheumatol. 2001;28:1347-55.

Attias J, Weisz G, Almog S, et al. Oral magnesium intake reduces perma- nent hearing loss induced by noise exposure. Am J Otolaryngol. 1994Jan-Feb;15(1):26-32.

Nageris BI, Ulanovski D, Attias J. Magnesium treatment for sudden hear- ing loss. Ann Otol Rhinol Laryngol. 2004Aug;113(8):672-5.

Heyneman CA. Zinc deficiency and taste disorders. Ann Pharmacother. 1996;30:186-7.

第十章：靛青色的洞見

Avallone R, Zanoli P, Puia G, Kleinschnitz M, Schreier P, Baraldi M. Phar- macological profile of apigenin, a flavonoid isolated from Matricaria chamomilla. Biochem Pharmacol. 2000 Jun 1;59(11):1387-94.

Campbell EL, Chebib M, Johnston GA. the dietary flavonoids apigenin and (-)-epigallocatechin gallate enhance the positive modulation by diazepam of the activation by GABA of recombinant GABA(A) receptors. Bio- chem Pharmacol. 2004Oct 15;68(8):1631-8.

Cho S, Park JH, Pae AN, Han D, Kim D, Cho NC, No KT, Yang H, Yoon M, Lee C, Shimizu M, Baek NI. Hypnotic effects and GABAergic mech- anism of licorice (Glycyrrhiza glabra) ethanol extract and its major flavo- noid constituent glabrol. Bioorg Med Chem. 2012Jun 1;20(11):3493-501. doi: 10.1016/j.bmc.2012.04.011. Epub 2012Apr 11.

Jäger AK, Saaby L. Flavonoids and the CNS. Molecules. 2011Feb 10;16(2):1471-85. doi: 10.3390/molecules16021471.

Kavvadias D, Monschein V, Sand P, Riederer P, Schreier P. Constituents of sage (Salvia officinalis) with in vitro affinity to human brain benzodiaze- pine receptor. Planta Med. 2003Feb;69(2):113-7.

Nielsen M, Frøkjaer S, Braestrup C. High affinity of the naturally-occurring biflavonoid, amentoflavon, to brain benzodiazepine receptors in vitro. Biochem Pharmacol. 1988Sep 1;37(17):3285-7.

Medina JH, Paladini AC, Wolfman C, Levi de Stein M, Calvo D, Diaz LE, Peña C. Chrysin (5,7-di-OH-flavone), a naturally-occurring ligand for benzodiazepine receptors, with anticonvulsant properties. Biochem Pharmacol. 1990 Nov 15;40(10):2227-31.

Salgueiro JB, Ardenghi P, Dias M, Ferreira MB, Izquierdo I, Medina JH. Anxiolytic natural and synthetic flavonoid ligands of the central benzo- diazepine receptor have no effect on memory tasks in rats. Pharmacol Biochem Behav. 1997Dec;58(4):887-91.

Viola H, Wasowski C, Levi de Stein M, Wolfman C, Silveira R, Dajas F, Medina JH, Paladini AC. Apigenin, a component of Matricaria recuti- ta flowers, is a central benzodiazepine receptors-ligand with anxiolytic effects. Planta Med. 1995Jun;61(3):213-16.

Wolfman C, Viola H, Paladini A, Dajas F, Medina JH. Possible anxiolytic effects of chrysin, a central benzodiazepine receptor ligand isolated from Passiflora coerulea. Pharmacol Biochem Behav. 1994Jan;47(1):1-4.

Macdiarmid JI, Hetherington MM. Mood modulation by food: an explo- ration of affect and cravings in "chocolate addicts." Br J Clin Psychol. 1995;34(Pt 1):129-38.

Michener W, Rozin P. Pharmacological versus sensory factors in the satiation of chocolate craving. Physiol Behav. 1994;56(3):419-22.

Sansone R, Rodriguez-Mateos A, Heuel J, Falk D, Schuler D, Wagstaff R, Kuhnle GG, Spencer JP, Schroeter H, Merx MW, Kelm M, Heiss C; Flaviola Consortium, European Union 7th Framework Program. Cocoa flavanol intake improves endothelial function and Framingham Risk Score in healthy men and women: a randomised, controlled, double-masked trial: the Flaviola Health Study. Br J Nutr. 2015Oct 28;114(8):1246-55. doi: 10.1017/S0007114515002822. Epub 2015 Sep 9.

Ng TP, Chiam PC, Lee T, Chua HC, Lim L, Kua EH. Curry consump- tion and cognitive function in the elderly. Am J Epidemiol. 2006Nov 1;164(9):898-906. Epub 2006Jul 26.

Ringman JM, Frautschy SA, Cole GM, Masterman DL, Cummings JL.A potential role of the curry spice curcumin in Alzheimer's disease. Curr Alzheimer Res. 2005Apr;2(2):131-6.

Shoba G, Joy D, Joseph T, Majeed M, Rajendran R, Srinivas PS. Influ- ence of piperine on the pharmacokinetics of curcumin in animals and human volunteers. Planta Med. 1998May;64(4):353-6.

Puangsombat K, Jirapakkul W, Smith JS. Inhibitory activity of Asian spic- es on heterocyclic amines formation in cooked beef patties. J Food Sci. 2011Oct;76(8):T174-80. doi: 10.1111/j.1750-3841.2011.02338.x. Epub 2011Sep 13.

Guarrera PM, Savo V. Wild food plants used in traditional vegetable mixtures in Italy. J Ethnopharmacol. 2016Mar 1. pii: S0378- 8741(16)30094-0.

Aggrawal B and Yost D. Healing Spices: How to Use 50 Everyday and Exotic Spices to Boost Health and Beat Disease. Sterling, 2011.

Holmes MV, Dale CE, Zuccolo L, Silverwood RJ, et al. Association between alcohol and cardiovascular disease: Mendelian randomis- ation analysis based on individual participant data. BMJ. 2014Jul 10;349:g4164. doi: 10.1136/bmj.g4164.

Emsley R, Myburgh C, Oosthuizen P, et al. Randomized, placebo-con- trolled study of ethyl-eicosapentaenoic acid as supplemental treatment in schizophrenia. Am J Psychiatry. 2002;159:1596-8.

Joy CB, Mumby-Croft R, Joy LA. Polyunsaturated fatty acid sup- plementation for schizophrenia. Cochrane Database Syst Rev. 2006;3:CD001257.

Zanarini MC, Frankenburg FR. Omega-3Fatty acid treatment of women with borderline personality disorder: a double-blind, placebo-con- trolled pilot study. Am J Psychiatry. 2003;160:167-9.

Sivrioglu EY, Kirli S, Sipahioglu D, et al. The impact of omega-3fatty acids, vitamins E and C supplementation on treatment outcome and side effects in schizophrenia patients treated with haloperidol: an open-label pilot study. Prog Neuropsychopharmacol Biol Psychiatry. 2007Oct 1;31(7):1493-9. Epub 2007Jul 13.

Malcolm CA, McCulloch DL, Montgomery C, et al. Maternal docosa- hexaenoic acid supplementation during pregnancy and visual evoked potential development in term infants: a double blind, prospective, randomised trial. Arch Dis Child Fetal Neonatal Ed. 2003;88:F383-90.

Stordy BJ. Dark adaptation, motor skills, docosahexaenoic acid, and dys- lexia. Am J Clin Nutr. 2000;71:323S-6S.

Lerner V, Miodownik C, Kaptsan A, et al. Vitamin B6as add-on treatment in chronic schizophrenic and schizoaffective patients: a double-blind, placebo-controlled study. J Clin Psychiatry. 2002Jan;63(1):54-8.

Wyatt KM, Dimmock PW, Jones PW, et al. Efficacy of vitamin B-6in the treatment of premenstrual syndrome: systematic review. BMJ. 1999May 22;318(7195):1375-81.

Hvas AM, Juul S, Bech P, et al. Vitamin B6level is associated with symptoms of depression. Psychother Psychosom. 2004Nov- Dec;73(6):340-3.

Kuzminski AM, Del Giacco EJ, Allen RH, et al. Effective treatment of cobalamin deficiency with oral cobalamin. Blood. 1998;92:1191-1198.

Andres E, Kurtz JE, Perrin AE, et al. Oral cobalamin therapy for the treatment of patients with food-cobalamin malabsorption. Am J Med. 2001;111:126-9.

Wald DS, Bishop L, Wald NJ, et al. Randomized trial of folic acid supplementation and serum homocysteine levels. Arch Intern Med. 2001;161:695-700.

Kendrick T, Dunn N, Robinson S, et al. A longitudinal study of blood folate levels and depressive symptoms among young women in the Southampton Women's Survey. J Epidemiol Community Health. 2008Nov;62(11):966-72.

Tolmunen T, Hintikka J, Voutilainen S, et al. Association between depressive symptoms and serum concentrations of homocysteine in men: a popula- tion study. Am J Clin Nutr. 2004Dec;80(6):1574-8.

Homocysteine Lowering Trialists' Collaboration. Dose-dependent effects of folic acid on blood concentrations of homocysteine: a meta-analysis of the randomized trials. Am J Clin Nutr. 2005Oct;82(4):806-12.

Young SN. Folate and depression-a neglected problem. J Psychiatry Neurosci. 2007Mar;32(2):80-2.

Cooper JR. the role of ascorbic acid in the oxidation of tryptophan to 5-hy- droxytryptophan. Ann NY Acad Sci. 1961;92:208-11.

Milner G. Ascorbic acid in chronic psychiatric patients: a controlled trial. Br J Psychiatry. 1963;109:294-9.

Dakhale GN, Khanzode SD, Khanzode SS, et al. Supplementation of vitamin C with atypical antipsychotics reduces oxidative stress and improves the outcome of schizophrenia. Psychopharmacology. (Berl). 2005Nov;182(4):494-8. Epub 2005Oct 19.

Sivrioglu EY, Kirli S, Sipahioglu D, et al. the impact of omega-3fatty acids, vitamins E and C supplementation on treatment outcome and side effects in schizophrenia patients treated with haloperidol: an open-la- bel pilot study. Prog Neuropsychopharmacol Biol Psychiatry. 2007Oct 1;31(7):1493-9. Epub 2007Jul 13.

Przybelski RJ, Binkley NC. Is vitamin D important for preserving cognition? A positive correlation of serum 25-hydroxyvitamin D concentration with cognitive function. Arch Biochem Biophys. 2007Apr 15;460(2):202-5. Epub 2007Jan 8.

Johnson MA, Fischer JG, Park S. Vitamin D deficiency and insufficien- cy in the Georgia Older Americans Nutrition Program. J Nutr Elder. 2008;27(1-2):29-46.

Jorde R, Sneve M, Figenschau Y, et al. Effects of vitamin D supplementation on symptoms of depression in overweight and obese subjects: random- ized double blind trial. J Intern Med. 2008Dec 1;264(6):599-609. Epub 2008Sep 10.

Hoogendijk WJ, Lips P, Dik MG, et al. Depression is associated with de- creased 25-hydroxyvitamin D and increased parathyroid hormone levels in older adults. Arch Gen Psychiatry. 2008May;65(5):508-12.

Wilkins CH, Sheline YI, Roe CM, et al. Vitamin D deficiency is associated with low mood and worse cognitive performance in older adults. Am J Geriatr Psychiatry. 2006Dec;14(12):1032-40.

Donald Brown, N.D., Alan R. Gaby, M.D., and Ronald Reichert, N.D. Altering the Brain's Chemistry to Elevate Mood. Accessed 11/22/08at www.healthyplace.com.

Siwek M, Wróbel A, Dudek D, et al. [the role of copper and magnesium in the pathogenesis and treatment of affective disorders] Psychiatr Pol. 2005Sep-Oct;39(5):911-20.

Peikert A, Wilimzig C, Kohne-Volland R. Prophylaxis of migraine with oral magnesium: results from a prospective, multi-center, placebo-controlled and double-blind randomized study. Cephalalgia. 1996;16:257-63.

Held K, Antonijevic IA, Künzel H, et al. Oral Mg(2+) supplementation reverses age-related neuroendocrine and sleep EEG changes in humans. Pharmacopsychiatry. 2002Jul;35(4):135-43.

Thal LJ, Carta A, Clarke WR, et al. A 1-year multicenter placebo-controlled study of acetyl-L-carnitine in patients with Alzheimer's Disease. Neurolo- gy. 1996;47:705-11.

Sano M, Bell K, Cote L, et al. Double-blind parallel design pilot study of acetyl levocarnitine in patients with Alzheimer's Disease. Arch Neurol. 1992;49:1137-41.

Rai G, Wright G, Scott L, et al. Double-blind, placebo controlled study of acetyl-l-carnitine in patients with Alzheimer's dementia. Curr Med Res Opin. 1990;11:638-47.

Nakajima T, Kudo Y, Kaneko Z. Clinical evaluation of 5-hydroxy-L- tryptophan as an antidepressant drug. Folia Psychiatr Neurol Jpn. 1978;32:223-30.

Levine J, Barak Y, Gonzalves M, et al. Double-blind, controlled trial of inosi- tol treatment of depression. Am J Psychiatry. 1995;152:792-4.

Benjamin J, Levine J, Fux M, et al. Double-blind, placebo-controlled, crossover trial of inositol treatment for panic disorder. Am J Psychiatry. 1995;152:1084-6.

Palatnik A, Frolov K, Fux M, et al. Double-blind, controlled, crossover trial of inositol versus fluvoxamine for the treatment of panic disorder. J Clin Psychopharmacol. 2001;21:335-9.

Fux M, Levine J, Aviv A, et al. Inositol treatment of obsessive-compulsive disorder. Am J Psychiatry. 1996;153:1219-21.

Kim HL, Streltzer J, Goebert D. St. John's wort for depression: A meta analysis of well-defined clinical trials. J Nerv Ment Dis. 1999;187:532-9.

Linde K, Ramirez G, Mulrow CD, et al. St. John's wort for depression: an overview and meta-analysis of randomized clinical trials. BMJ. 1996;313:253-8.

Zhdanova IV, Wurtman RJ, Regan MM, et al. Melatonin treatment for age-related insomnia. J Clin Endocrinol Metab. 2001;86:4727-30.

Brusco LI, Fainstein I, Marquez M, et al. Effect of melatonin in selected populations of sleep-disturbed patients. Biol Signals Recept. 1999;8: 126-31.

Dorn M. [Efficacy and tolerability of Baldrian versus oxazepam in non-or- ganic and non-psychiatric insomniacs: a randomized, double-blind, clin- ical, comparative study]. [Article in German]. Forsch Komplementarmed Klass Naturheilkd. 2000;7:79-84.

Bent S, Padula A, Moore D, et al. Valerian for sleep: a systematic review and meta-analysis. Am J Med. 2006 Dec;119(12):1005-12.

Richer S, Stiles W, Statkute L, et al. Double-masked, placebo-controlled, randomized trial of lutein and antioxidant supplementation in the inter- vention of atrophic age-related macular degermation: the Veterans LAST study (Lutein Antioxidant Supplement Trial). Optometry. 2004;75:216-30.

Bahrami H, Melia M, Dagnelie G. Lutein supplementation in retinitis pigmentosa: PC-based vision assessment in a randomized double-masked placebo-controlled clinical trial [NCT00029289]. BMC Ophthalmol. 2006Jun 7;6:23.

Olmedilla B, Granado F, Blanco I, et al. Lutein, but not alpha-tocopherol, supplementation improves visual function in patients with age-related cataracts: a 2-year double-blind, placebo-controlled pilot study. Nutri- tion. 2003Jan;19(1):21-4.

Stough C, Lloyd J, Clarke J, et al. the chronic effects of an extract of Bacopa monniera (Brahmi) on cognitive function in healthy human subjects. Psychopharmacology. 2001;156:481-4.

Stough C, Downey LA, Lloyd J, et al. Examining the nootropic effects of a special extract of Bacopa monniera on human cognitive functioning: 90-day double-blind placebo-controlled randomized trial. Phytother Res. 2008Aug 6. [Epub ahead of print]

Wattanathorn J, Mator L, Muchimapura S, et al. Positive modulation of cog- nition and mood in the healthy elderly volunteer following the adminis- tration of Centella asiatica. J Ethnopharmacol. 2008Mar 5;116(2):325-32. Epub 2007Dec 4.

Crook T, Petrie W, Wells C, Massari DC. Effects of phosphatidylserine in Alzheimer's disease. Psychopharmacol Bull. 1992;28:61-6.

Delwaide PJ, Gyselynck-Mambourg AM, Hurlet A, Ylieff M. Double-blind, randomized, controlled study of phosphatidylserine in senile demented patients. Acta Neurol Scand. 1986;73:136-40.

Schreiber S, Kampf-Sherf O, Gorfine M, et al. An open trial of plant-source derived phosphatidylserine for treatment of age-related cognitive decline. Isr J Psychiatry Relat Sci. 2000;37:302-7.

Kelly SP, Gomez-Ramirez M, Montesi JL, et al. L-theanine and caffeine in combination affect human cognition as evidenced by oscillato- ry alpha-band activity and attention task performance. J Nutr. 2008Aug;138(8):1572S-1577S.

Gomez-Ramirez M, Kelly SP, Montesi JL, et al. the Effects of L-theanine on Alpha-Band Oscillatory Brain Activity During a Visuo-Spatial Attention Task. Brain Topogr. 2008Oct 9. [Epub ahead of print]

第十一章：白色的精神

Wijk RV, Wijk EP. An introduction to human biophoton emission. Forsch Komplementarmed Klass Naturheilkd. 2005Apr;12(2):77-83.

Salari V, Valian H, Bassereh H, Bókkon I, Barkhordari A.Ultraweak photon emission in the brain. J Integr Neurosci. 2015Sep;14(3):419-29. doi: 10.1142/S0219635215300012. Epub 2015Sep 4.

Brandhorst S, Choi IY, Wei M, Cheng CW, Sedrakyan S, Navarrete G, Dubeau L, Yap LP, Park R, Vinciguerra M, Di Biase S, Mirzaei H, Mirisola MG, Childress P, Ji L, Groshen S, Penna F, Odetti P, Perin L, Conti PS, Ikeno Y, Kennedy BK, Cohen P, Morgan TE, Dorff TB, Longo VD. A Periodic Diet that Mimics Fasting Promotes Multi-Sys-tem Regeneration, Enhanced Cognitive Performance, and Healthspan. Cell Metab. 2015Jul 7;22(1):86-99. doi: 10.1016/j.cmet.2015.05.012. Epub 2015Jun 18.

Heilbronn LK, de Jonge L, Frisard MI, DeLany JP, Larson-Meyer DE, Rood J, Nguyen T, Martin CK, Volaufova J, Most MM, Greenway FL, Smith SR, Deutsch WA, Williamson DA, Ravussin E; Pennington CALERIE Team. Effect of 6-month calorie restriction on biomarkers of longevity, metabolic adaptation, and oxidative stress in overweight individuals: a randomized controlled trial. JAMA. 2006Apr 5;295(13):1539-48.

Anderson GH, Soeandy CD, Smith CE. White vegetables: glycemia and satiety. Adv Nutr. 2013May 1;4(3):356S-67S. doi: 10.3945/ an.112.003509.

Cardoso DA, Moreira AS, De Oliveira GM, Raggio Luiz R, Rosa G. A Coconut Extra Virgin Oil-Rich Diet Increases Hdl Cholesterol And De- creases Waist Circumference And Body Mass In Coronary Artery Disease Patients. Nutr Hosp. 2015Nov 1;32(n05):2144-2152.

Kirsh VA, Peters U, Mayne ST, Subar AF, Chatterjee N, Johnson CC, Hayes RB; Prostate, Lung, Colorectal and Ovarian Cancer Screening Trial. Pro- spective study of fruit and vegetable intake and risk of prostate cancer. J Natl Cancer Inst. 2007Aug 1;99(15):1200-9. Epub 2007Jul 24.

Sharquie KE, Al-Obaidi HK. Onion juice (Allium cepa L.), a new topical treatment for alopecia areata. J Dermatol. 2002Jun;29(6):343-6.

Slimestad R, Fossen T, Vågen IM. Onions: a source of unique dietary flavo- noids. J Agric Food Chem. 2007Dec 12;55(25):10067-80. Epub 2007Nov 13.

Jamal GA, Carmichael H. the effect of gamma-linolenic acid on human diabetic peripheral neuropathy: a double-blind placebo-controlled trial. Diabet Med. 1990;7:319-23.

Keen H, Payan J, Allawi J, et al. Treatment of diabetic neuropathy with gam- ma-linolenic acid. the gamma-Linolenic Acid Multicenter Trial Group. Diabetes Care. 1993;16:8-15.

Okuda Y, Mizutani M, Ogawa M, et al. Long-term effects of eicosapentae- noic acid on diabetic peripheral neuropathy and serum lipids in patients with type-II diabetes mellitus. J Diabetes Complications. 1996Sep- Oct;10(5):280-7.

Gerbi A, Maixent JM, Ansaldi JL, et al. Fish oil supplementation prevents diabetes-induced nerve conduction velocity and neuroanatomical chang- es in rats. J Nutr. 1999Jan;129(1):207-13.

Koutsikos D, Agroyannis B, Tzanatos-Exarchou H. Biotin for diabetic pe- ripheral neuropathy. Biomed Pharmacother. 1990;44(10):511-14.

Haupt E, Ledermann H, Köpcke W. Benfotiamine in the treatment of dia- betic polyneuropathy--a three-week randomized, controlled pilot study (BEDIP study). Int J Clin Pharmacol Ther. 2005Feb;43(2):71-7.

Stracke H, Gaus W, Achenbach U, Federlin K, Bretzel RG. Benfotiamine in diabetic polyneuropathy (BENDIP): results of a randomised, double blind, placebo-controlled clinical study. Exp Clin Endocrinol Diabetes. 2008Nov;116(10):600-5. doi: 10.1055/s-2008-1065351. Epub 2008 May 13.

Scalabrino G, Peracchi M. New insights into the pathophysiology of cobal- amin deficiency. Trends Mol Med. 2006Jun;12(6):247-54. Epub 2006May 11.

Head KA. Peripheral neuropathy: pathogenic mechanisms and alternative therapies. Altern Med Rev. 2006Dec;11(4):294-329.

Tütüncü NB, Bayraktar M, Varli K. Reversal of defective nerve conduction with vitamin E supplementation in type-2diabetes: a preliminary study. Diabetes Care. 1998Nov;21(11):1915-8.

De Leeuw I, Engelen W, De Block C, et al. Long-term magnesium supple- mentation influences favourably the natural evolution of neuropathy in Mg-depleted type-1diabetic patients (T1dm). Magnes Res. 2004Jun;17(2):109-14.

Calabrese V, Scapagnini G, Ravagna A, Bella R, Butterfield DA, Calvani M, Pennisi G, Giuffrida

Stella AM. Disruption of thiol homeostasis and ni- trosative stress in the cerebrospinal fluid of patients with active multiple sclerosis: evidence for a protective role of acetylcarnitine. Neurochem Res. 2003Sep;28(9):1321-8.

De Grandis D, Minardi C. Acetyl-L-carnitine (levacecarnine) in the treat- ment of diabetic neuropathy. A long-term, randomised, double-blind, placebo-controlled study. Drugs R D. 2002;3:223-31.

Sima AAF, Calvani M, Mehra M, et al. Acetyl-L-carnitine improves pain, nerve regeneration, and vibratory perception in patients with chronic diabetic neuropathy: An analysis of two randomized, placebo-controlled trials. Diabetes Care. 2005;28:89-94.

Ziegler D, Hanefeld M, Ruhnau K, et al. Treatment of symptomatic diabetic polyneuropathy with the antioxidant alpha-lipoic acid: A 7-month, multicenter, randomized, controlled trial (ALADIN III Study). Diabetes Care. 1999;22:1296-301.

Reljanovic M, Reichel G, Rett K, et al. Treatment of diabetic polyneurop- athy with the antioxidant thioctic acid (alpha-lipoic acid): A 2-year, multicenter, randomized, double-blind, placebo-controlled trial (ALA- DIN II). Alpha Lipoic Acid in Diabetic Neuropathy. Free Radic Res. 1999;31:171-7.

Ruhnau KJ, Meissner HP, Finn JR, et al. Effects of 3-week oral treatment with the antioxidant thioctic acid (alpha-lipoic acid) in symptomatic diabetic polyneuropathy. Diabet Med. 1999;16:1040-3.

Shults CW, Oakes D, Kieburtz K, et al. Effects of coenzyme Q10 in early Parkinson disease: evidence of slowing of the functional decline. Arch Neurol. 2002;59:1541-50.

Yates AA, Schlicker SA, Suitor CW. Dietary reference intakes: the new basis for recommendations for calcium and related nutrients, B vitamins, and choline. J Am Diet Assoc. 1998;98:699-706.

Sima AA, Dunlap JA, Davidson EP, et al. Supplemental myo-inosi-tol prevents L-fucose-induced diabetic neuropathy. Diabetes. 1997Feb;46(2):301-6.

Sundkvist G, Dahlin LB, Nilsson H, et al. Sorbitol and myo-inositol levels and morphology of sural nerve in relation to peripheral nerve function and clinical neuropathy in men with diabetic, impaired, and normal glucose tolerance. Diabet Med. 2000 Apr;17(4):259-68.

Bourre JM. Effects of nutrients (in food) on the structure and function of the nervous system: update on dietary requirements for brain. Part 1: micronutrients. J Nutr Health Aging. 2006Sep-Oct;10(5):377-85.

Zeisel SH. Choline: needed for normal development of memory. J Am Coll Nutr. 2000;19:528S-31S.

Shaw GM, Carmichael SL, Yang W, et al. Periconceptional dietary intake of choline and betaine and neural tube defects in offspring. Am J Epidemi- ol. 2004;160:102-9.

Gertz M, Nguyen GT, Fischer F, Suenkel B, Schlicker C, Fränzel B, To- maschewski J, Aladini F, Becker C, Wolters D, Steegborn C. A molec- ular mechanism for direct sirtuin activation by resveratrol. PLoS One. 2012;7(11):e49761. doi: 10.1371/journal.pone.0049761. Epub 2012Nov 21.

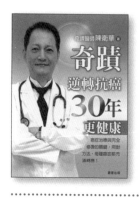

奇蹟逆轉，抗癌30年更健康：
癌症治療與完全修復的關鍵

陳衛華◎著　定價：300元

3次罹癌後更健康的奇蹟醫師陳衛華將告訴你，癌症治療與完全修復的關鍵！

用對方法，每種癌症都充滿轉機！從爭取治療時間、轉換信念、到體力強化，最後回歸飲食、運動與身心靈調養。63歲的他，不但抗癌成功，更是精神奕奕。

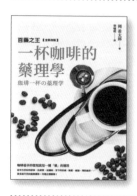

告別莫名的疲倦感：腎上腺疲勞症

麥可‧林、朵琳‧林◎合著　黃丞隆、郭珍琪◎合譯　定價：590元

經臨床證明有效的療法，能重拾你的能量與活力。

睡很飽，還是沒精神？壓力大、常過敏、沒性趣？或是這裡怪那裡痛，但就是檢查不出原因……那麼，你可能有「腎上腺疲勞症候群」！現代人因人際關係緊張、不良的飲食生活、長期處於生活壓力之下，使腎上腺疲乏，引發各種連醫生都很難醫治的疑難雜症。

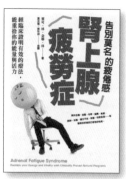

百藥之王：一杯咖啡的藥理學【全新改版】

岡　希太郎◎著　李毓昭◎譯　定價：200元

從最早咖啡被發現起，就是作為一種「藥」的運用。

咖啡所含的綠原酸、葫蘆巴鹼、咖啡因、尼古丁酸和維生素B3等各種成分，已有相當多的文獻證實能夠預防各種疾病，如：肝癌、第二類型糖尿病、高血壓、老人癡呆、帕金森氏症……美好的生活不應只是培養獨特的品味，更應兼具身體的健康保健！

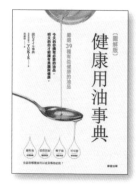

圖解版健康用油事典：
從椰子油到蘇籽油，找到並選擇適合自己的油品

YUKIE◎著　高淑珍◎譯　定價：380元

衷心期盼這本書能為你締造與「命運之油」邂逅的良機。

「油」是人體不可或缺的物質。我們的身心能否健康美麗，一切都深受「油」的影響。它不僅是構成身體細胞所需的重要成分，提供身體代謝能量，與我們的心臟、血管、神經、荷爾蒙或皮膚、毛髮等，都有密切的關係。

健康與飲食 121

最個人化的彩虹飲食法：如何設計符合個人的
生理與心理之食物、營養保健品與飲食習慣
The rainbow diet

作者	蒂亞娜・米妮克 博士（Dr. Deanna Minich）
譯者	郭珍琪
主編	莊雅琦
執行編輯	劉容瑄
網路編輯	吳孟青
實習編輯	鄭舜鴻
封面設計	柳佳璋
美術編輯	黃偵瑜

創辦人	陳銘民
發行所	晨星出版有限公司
	407 台中市西屯區工業 30 路 1 號 1 樓
	TEL：04-23595820　FAX：04-23550581
	行政院新聞局局版台業字第 2500 號
法律顧問	陳思成律師
初版	西元 2018 年 4 月 23 日

總經銷	知己圖書股份有限公司
	106 台北市大安區辛亥路一段 30 號 9 樓
	TEL：02-23672044 / 23672047　FAX：02-23635741
	407 台中市西屯區工業 30 路 1 號 1 樓
	TEL：04-23595819　FAX：04-23595493
	E-mail：service@morningstar.com.tw
	網路書店 http://www.morningstar.com.tw
讀者專線	04-23595819#230
郵政劃撥	15060393（知己圖書股份有限公司）

印刷	承毅印刷股份有限公司

定價 399 元
ISBN 978-986-443-435-0

THE RAINBOW DIET：UNBLOCK THE ANCIENTS TO HEALTH
THROUGH FOODS AND SUPPLEMENTS
copyright © 2018 by Deanna Minich
All rights reserved
This edition is published by arrangement with through Andrew Associates
International Limited.
版權所有，翻印必究
（缺頁或破損的書，請寄回更換）

國家圖書館出版品預行編目 (CIP) 資料

最個人化的彩虹飲食法：如何設計符合個人的生理與心理之食物、營養保健品與飲食習慣 / 蒂亞娜.米妮克(Deanna Minich)著；郭珍琪譯. -- 初版. -- 臺中市：晨星, 2018.04
　面；　公分. -- (健康與飲食；121)

譯自：The rainbow diet : unlock the ancient secrets to health through foods and supplements

　ISBN 978-986-443-435-0(平裝)

　1.健康飲食 2.營養

411.3　　　　　　　　　　　　　　　　107004531

填回函・送好書

填妥回函後附上48元郵票寄回即可索取

《週末生活學習課》

在一個寧靜的週末，實現人生急待改變的六大事項：
・怎樣得到自信。
・擁有完美的人際關係。
・做你深愛的工作。
・保持冷靜和平靜，讓生活更有活力。
・祛除緊張和壓力，獲得成功。
・控制體重，給別人美好的感覺。

※ 贈書贈送完畢，將以其他書籍代替，恕不另行通知。
本活動僅限台灣地區（含外島），海外讀者恕不適用。

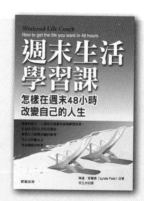

琳達・菲爾德 著

特邀各科專業駐站醫師，為您解答各種健康問題。
更多健康知識、健康好書都在晨星健康養生網。

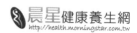
晨星健康養生網
http://health.morningstar.com.tw

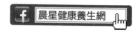
晨星健康養生網